回転させるだけで脳が覚醒するドリル

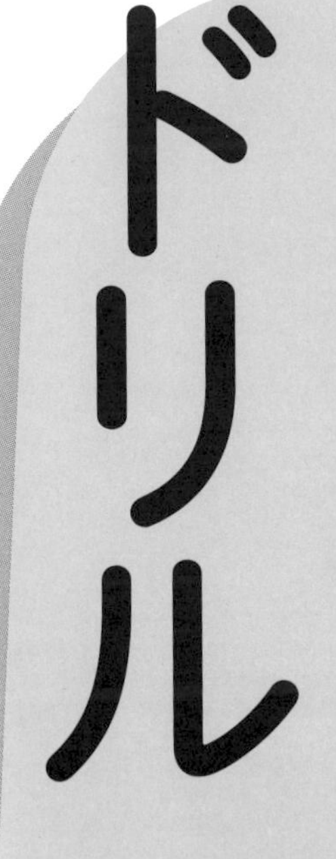

Ikegaya Yuji
池谷裕二

扶桑社

ヒトの知能に潜む奇跡——
メンタルローテーション

「メンタルローテーション」という言葉を聞いたことはあるでしょうか。メンタルローテーションは日本語で「心的回転」と訳されます。文字通り、頭の中で物体が回った様子をイメージすることです。

メンタルローテーションには、紙に書かれた二次元の図形を上下左右に反転させるシンプルなものから、三次元の物体を自在に回転させる高度なものまで、様々なバリエーションがあります。
このメンタルローテーション、実は「知能指数」（ＩＱ）と深い関係があります。メンタルローテーションが上手な人ほどＩＱが高いのです。
この事実は驚くに値しません。ＩＱテストに空間物体問題が含まれているからです。つまり、ＩＱはもともとメンタルローテーションの能力が反映されるようにデザインされているのです。
これは取りも直さず「メンタルローテーションは知能の一側面である」と専門家たちが考えていることを意味しています。
アメリカの心理学者アール・ハントは、「知能の本質について」と題した論説の中で、ヒトの知能を大きく「空間系」と「言語系」の二つに大別しています。そして、「空間系」の要素として、ずばりメンタルローテーションを挙げています。
何はともあれメンタルローテーションはヒトの知能の本質を理解するうえで重要である――。
詳しくはこれから解説するとして、まずはこの事実を頭に入れてください。すべてはここから始まります。

ヒトの生存の最大の武器――「不老長寿」にも一歩近づく

ＩＱを「たかが数値にすぎない」と見くびってはなりません。なぜならＩＱが高い人は健康で長生きする傾向があるからです。ＩＱは不老長寿の秘薬、人生の質を決める指標にもなっているのです。

その理由は、ＩＱが高い人は、自分の健康状態に敏感で、異変にいち早く気づき、適切に対処することができるからです。これこそがメンタルローテーションが人類にもたらす最大の恩恵ではないでしょうか。自分を客観視する能力、他者と比較する能力、過去の自分と比較する能力。これらの能力を十全に発揮できてこそ、健康を上手に維持することができるものです。

メンタルローテーションは元来、物体の立体構造を把握するための原始的な能力にすぎませんでした。しかし、ヒトは進化の過程で、メンタルローテーションを単なる物体分析のレベルから、他者の分析力へと転用し、さらに自己の観察力、抽象的な論理思考力へと発展させることで、メンタルローテーションの新たな使い道を開拓してきました。その結果、私たちの内面に豊かな心が宿りました。ヒトが高度な集団社会を築き、科学技術を発達させることができたのはメンタルローテーションを弾力的に運用してきたからです。メンタルローテーションに秘められた潜在力を、メンタルローテーションによる機転でさらに促進させることで、自分自身を冷静に見つめ、社会的にも精神的にも自己成長してゆくのがヒトです。自己研鑽の能力は、さらに健康の保持にも役立ちます。

地球の生物は、厳しい自然界を生き抜くために、様々な生存戦略を工夫しています。ヒトが採用した生存戦略の最大の利器はメンタルローテーションではないでしょうか。頭の中でクルリと回転させることで、他人に親切になり、自分も成長し、不老長寿にもちょっぴり近づく。なんとも巧妙にして省エネ。ヒトは実に効率のよい生存戦略を手にしたと言えます。メンタルローテーションはヒトの成長の駆動力、いわば人生のアクセルです。

メンタルローテーションは努力で鍛えられる！

最後にもっとも大切なことを記します。

メンタルローテーションは努力によって鍛えられます。「おわりに」に述べるように、メンタルローテーションの本質は「身体運動」です。生まれながらにして決まっている能力ではありません。動きがぎこちなかった赤ちゃんが、様々な経験を通じて、複雑な身体運動を体得できるように、メンタルローテーションもまた訓練によって向上します。

過去の研究でも、スポーツやジャグリングやテレビゲームによってメンタルローテーションの能力が上昇することが証明されています。しかし本書では、そうした間接的な方法でなく、メンタルローテーションそのものを直接トレーニング、それも楽しみながらトレーニングすることを通じて、人生の質を高めることを狙っています。

肩肘張って挑むのもよし。切実な想いで没頭するもよし。でも、そこまで熱り立たずとも、自然体で戯れながら、ついでに鍛えてしまおうと願って作られたのが本書です。

もちろん、メンタルローテーションで人生のすべてをカバーできるわけではありません。

しかし、ここから始まることはいくらでもあります。

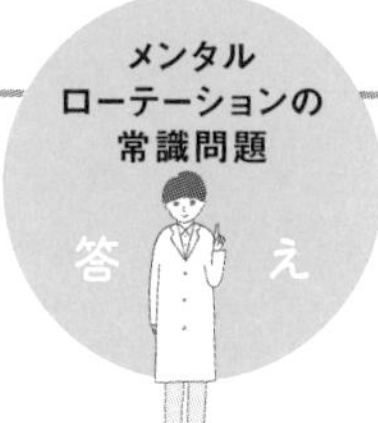

87

香港の小学校で出されたクイズです。

これは紛れもなくメンタルローテーションの問題です。しかし一方では「常識問題」でもあります。なぜなら、車を駐車するときに、運転手がどの方向から数字を眺めるのかを、**当事者の立場になって考えられるか**が解答の鍵を握っているからです。そこに思い至れば、すぐに答えに迷うことはありません。自然と「87」と導くことができるでしょう。

わざわざ本書を上下にひっくり返して眺める必要はありません。メンタルローテーションでクルリと頭の中で紙面を180度ひっくり返せば簡単に答えが出ます。

（問題は帯表4にあります）

目次

回転させるだけで脳が覚醒するドリル

第2章 立体の回転

97

第3章 あたまの回転

超初級 鏡に映る漢字

第4章 こころの回転

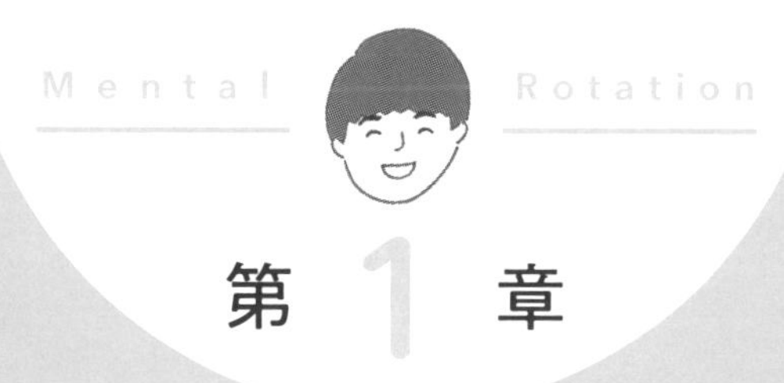

超初級

平面の回転

例題 折り紙重ね

同じ大きさの正方形の紙を、位置を少しずつずらしながら重ねました。
それぞれの紙は上から何番目にあるでしょうか?
紙に数字を書き入れましょう。

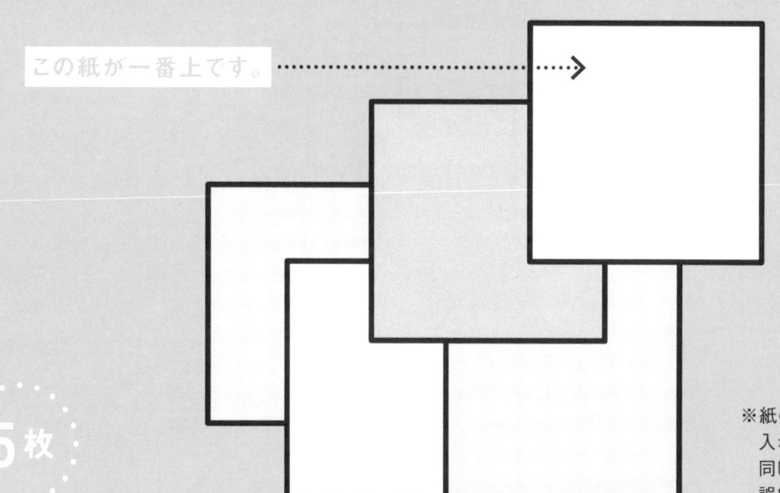

5枚

※紙の色は区別しやすいように入れたものです。
同じ色の紙は複数ありますので誤解しないように注意してください。

答え

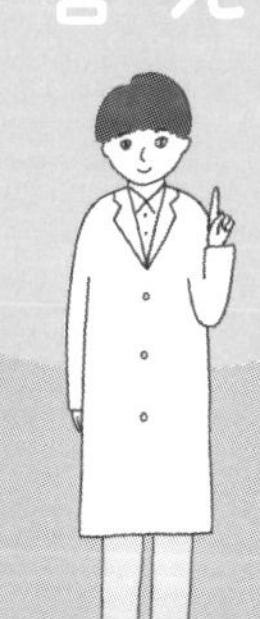

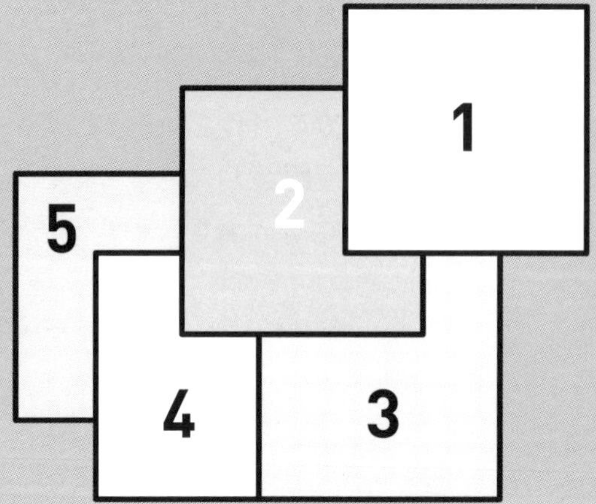

解説

右上の紙が一番上です。紙はすべて同じ大きさなので、この紙の大きさが基準になります。この紙のすぐ下にあるのは左下の濃い緑色の紙です。残るは3枚ですが、右の薄い緑色の紙、真ん中の白い紙、左の薄い緑色の紙の順で重なっています。これで5枚の重なっている順番がわかりました。

平面の回転のポイント

メンタルローテーションに
脳をならしていくために、
最初に「二次元」の図形を
上下左右に回転させてみましょう！

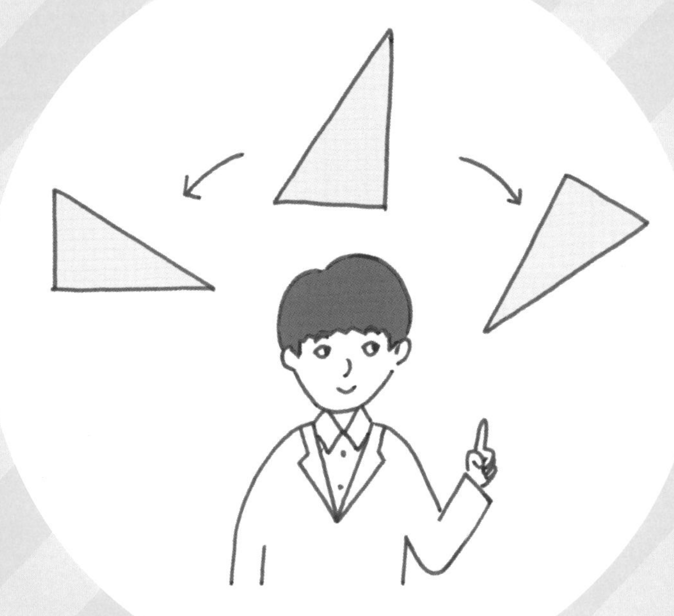

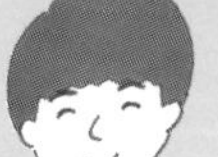

問題

折り紙重ね

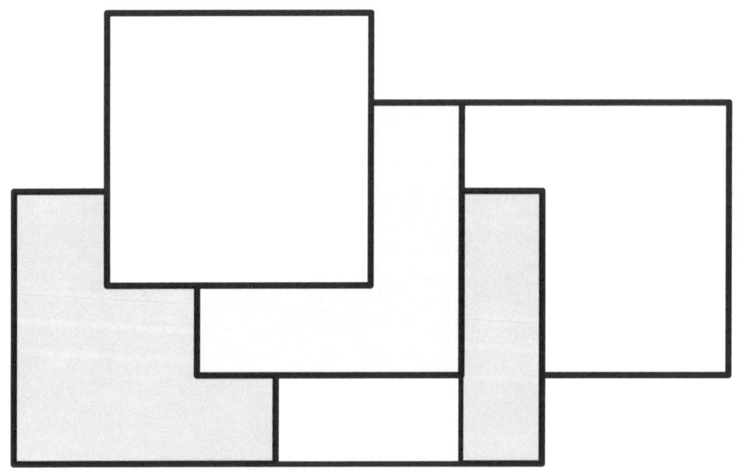

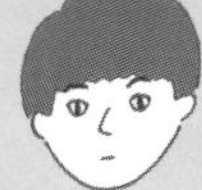

問題

折り紙重ね

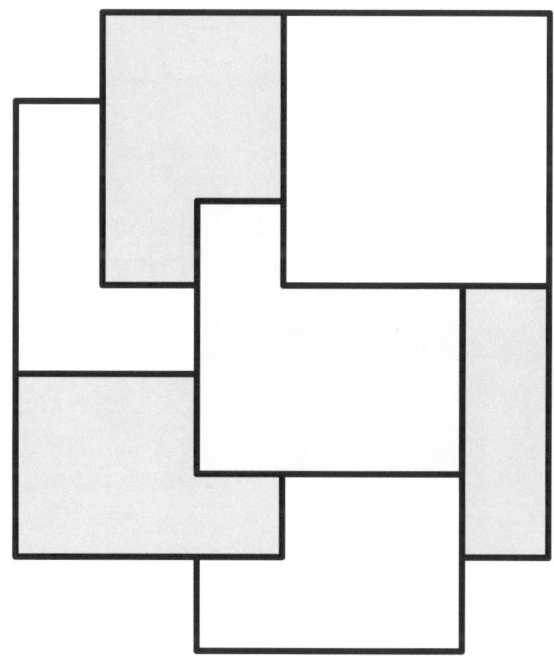

答え

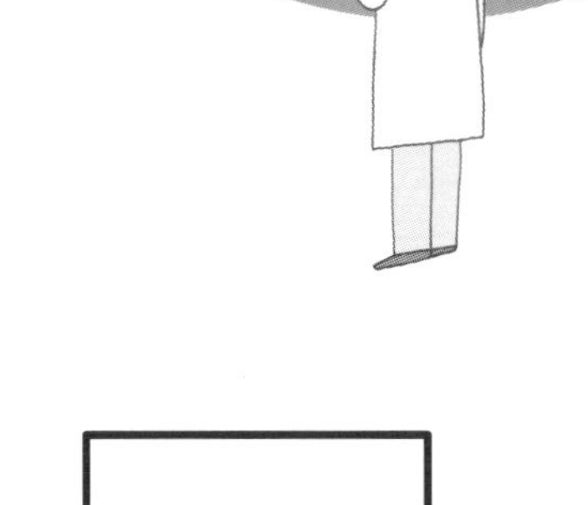

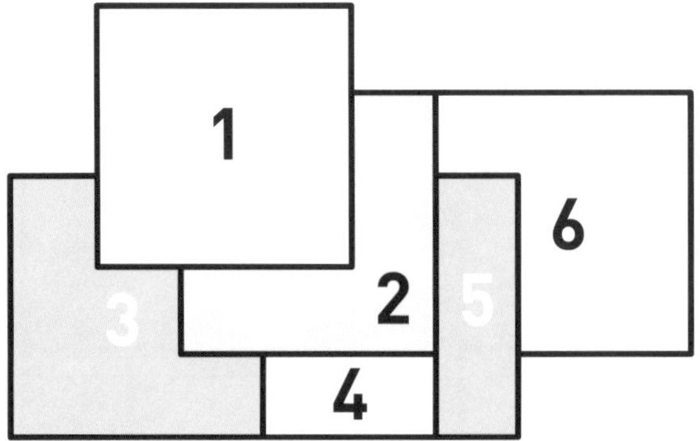

折り紙重ね

解説

左上の一番上の紙のすぐ下にある紙は、左下の濃い緑色の紙か右下の薄い緑色の紙のどちらかです。この2枚の位置関係を考えると、薄い緑色の方が上になっているとわかります。そして左から右に3、4、5、6番目の紙になります。一番下の紙がどれになるかを考えるのも正解への近道です。

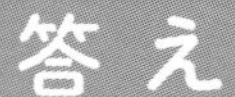

中級

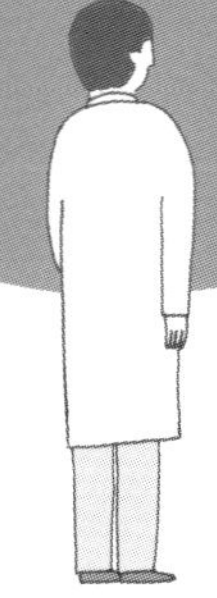

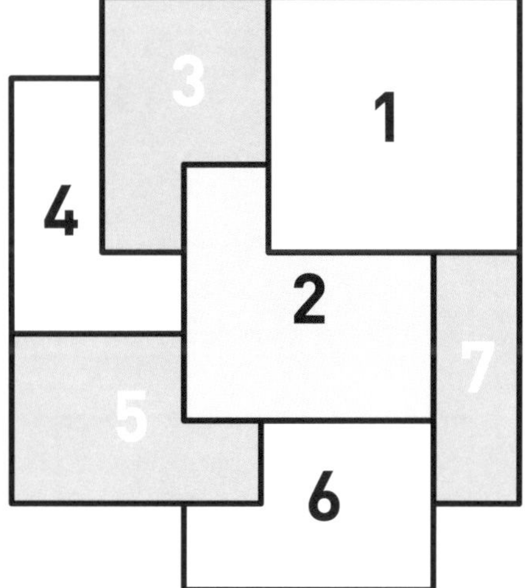

折り紙重ね

解説

右上が一番上の紙で、その左下にあるのが2番目の紙です。残った5枚の中で一番下の紙がどれになるかを考えます。重なり具合から考えると、2番目の紙の右にある濃い緑色の紙が一番下になります。2番目の紙から7番目の紙までが順に重なるようになるパターンは、解答の図の通りです。

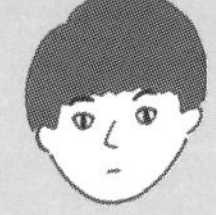

問題

フランスパン隠し

同じ長さのフランスパン6本を図のように置き、上から正方形の紙を置きました。長さは右側のパンを参考にしてください。
紙のマスの中で、フランスパンがないマスは全部で何マスあるでしょう?

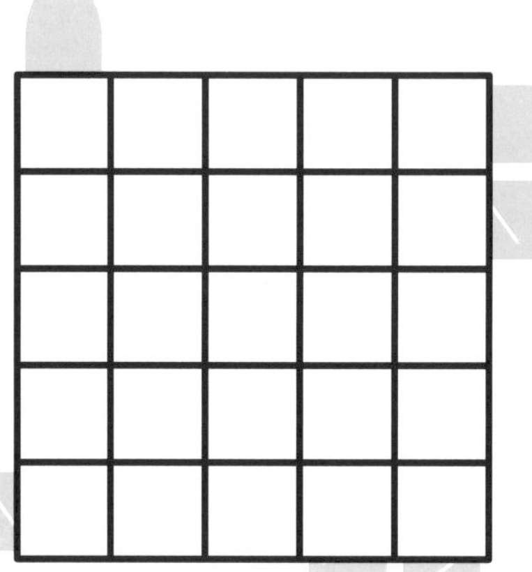

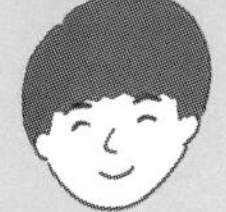

問題

線対称のマス

盤面のうち、いくつかのマスが黒く塗られています。
例のように中央の点線を基準にして、線対称の位置にあるマスも黒く塗ると、どんな文字が出てくるでしょうか？（例は文字にはなりません）
実際に塗らずにわかりますか？

例

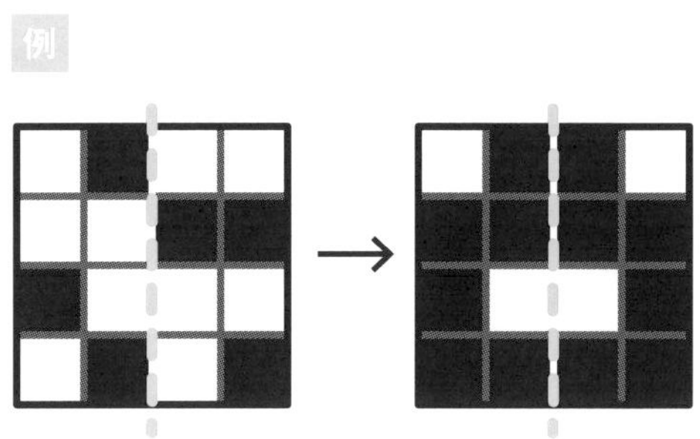

問題

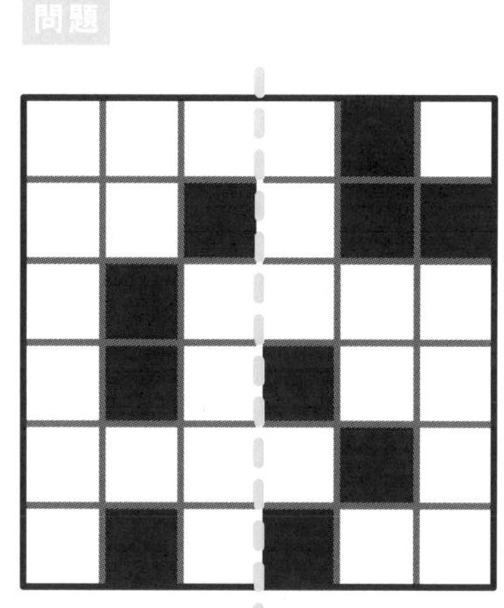

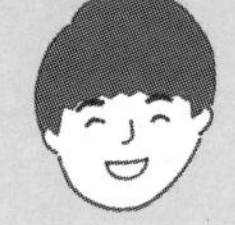

問題

ふぞろいの文字たち

色々な向きにひらがなが書かれています。
同じ向きの文字を並べ替えるとある言葉になります。
それぞれ出来上がるのは4文字で、何かしら
共通点のある4種類の言葉です。その言葉すべて答えてください。

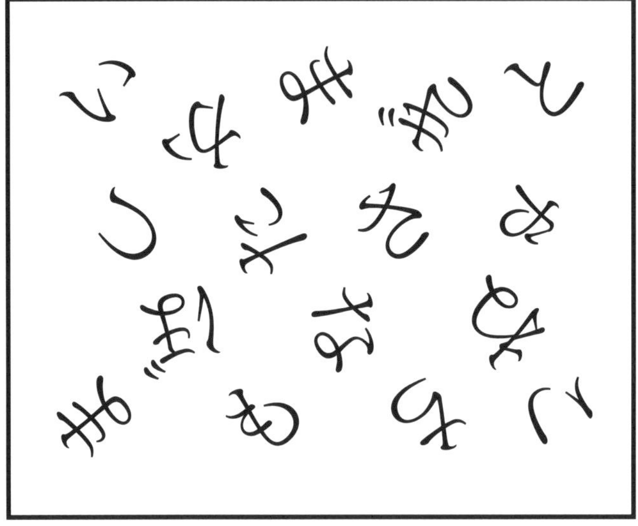

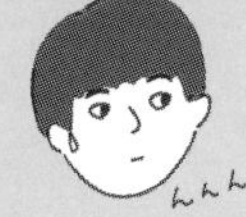

問題

下駄箱のカギ

銭湯などの下駄箱に使われる木のカギがあります。
裏返っている2つのカギ(①と②)は、あ〜く のどれでしょう?

※黒の線は掘られた溝です。

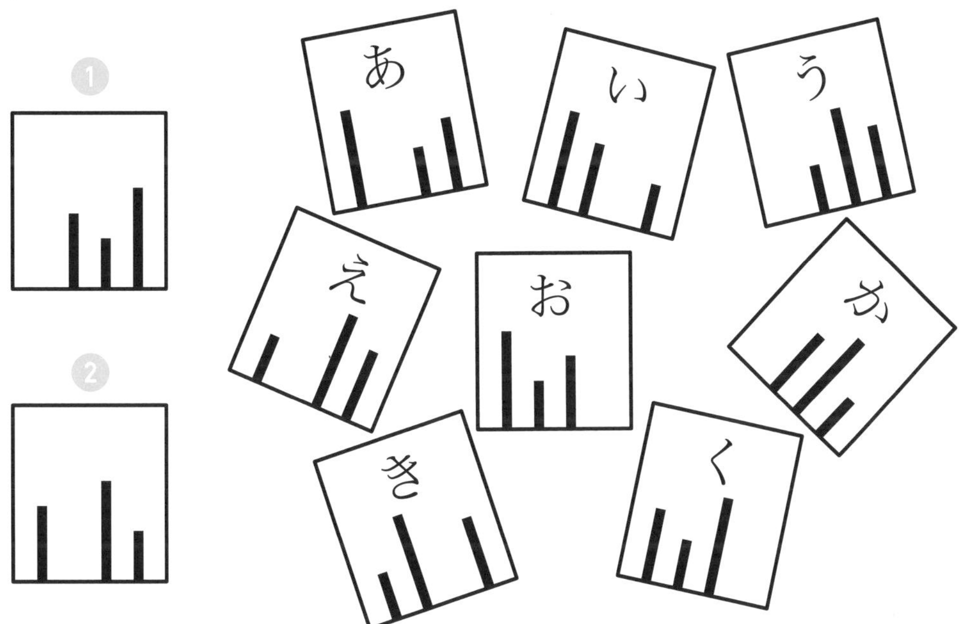

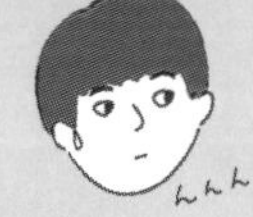

問題

ジグソーパズル

16個のピースで正方形ができるジグソーパズルがあります。
図のように並べましたが、5ヶ所はピースが抜けています。
ア〜カの内の5つを重複なく使って、正方形を復元してください。
余る1つのピースはどれでしょう?

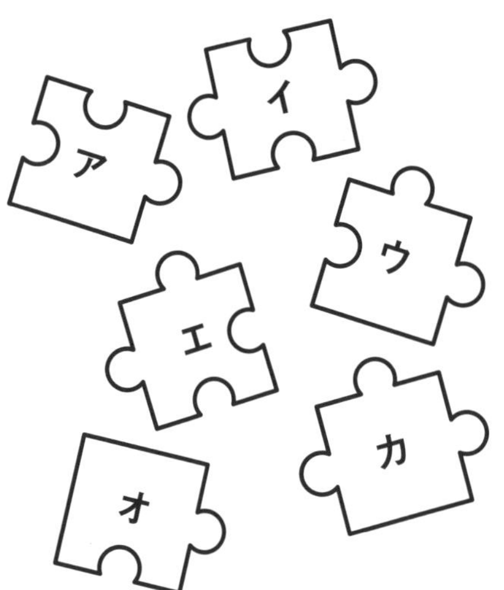

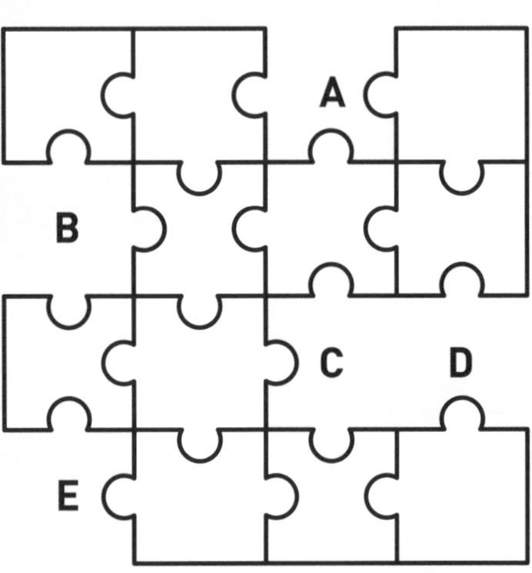

Mental Rotation

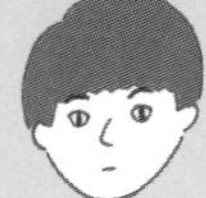

問題

ドリル6

万華鏡文字

例のように、ある漢字を90度ずつ回転させてそれを少しずらして
うまく重ねると、綺麗な模様が現れます。
①と②はそれぞれどんな漢字をもとに作った模様でしょう?
ずらし方や置き方は例題と異なる場合もあります。

例 花 → →

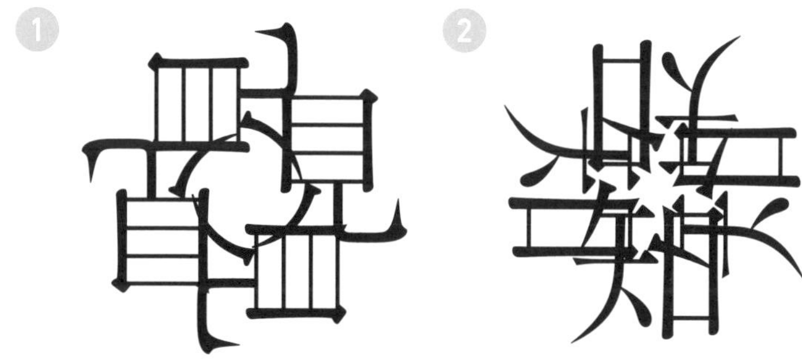

Mental Rotation

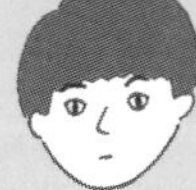

問題

三角形カウント

同じ大きさの直角三角形を、重ならないように並べて下のような図形を作りました。この図形は何枚の三角形でできているでしょう?

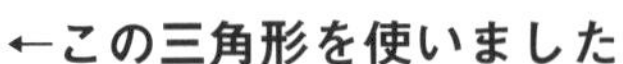

←この三角形を使いました

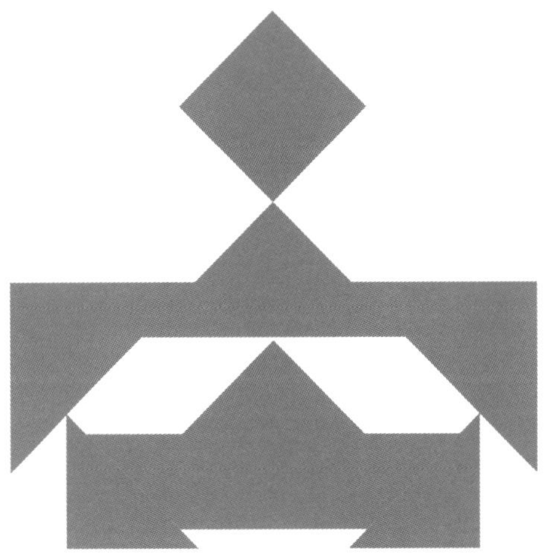

Mental Rotation

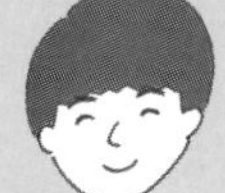

問題

隠れたアルファベット

下の図の中には4つのアルファベットが隠れています。
アルファベットは回転したり伸び縮みしているものもあります。
その4文字は何でしょう?

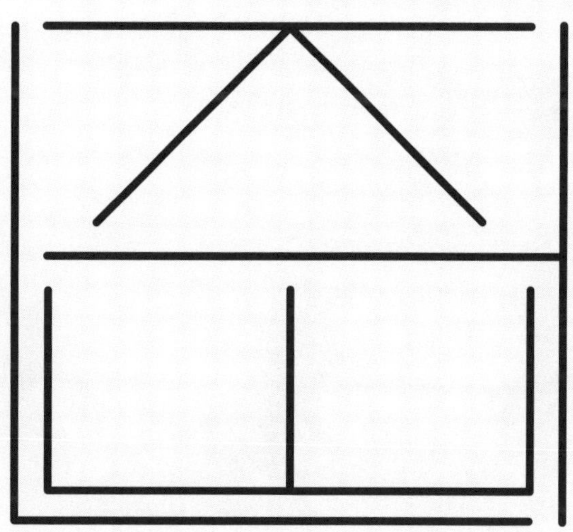

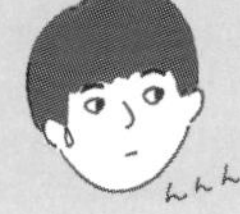

問題

何度回した？

元の絵を時計回りに回転させました。どの絵が何度回したものか、
①～③の図形と角度を正しく対応させてください。

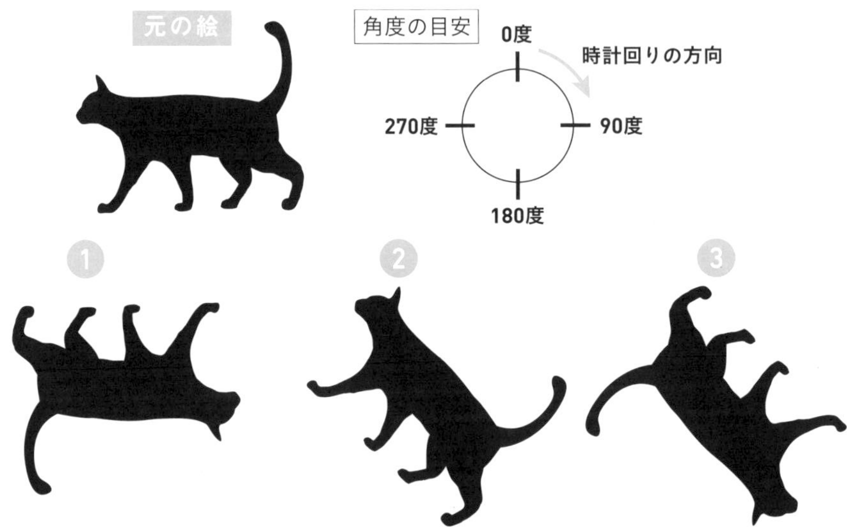

角度の選択肢　60度、90度、135度、150度、180度、225度、270度、300度

Mental 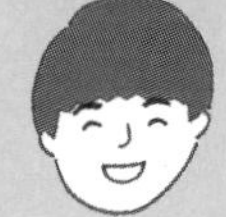 Rotation

問題

ドリル⑩

バラバラ漢字

ある漢字を4つに分割し、バラバラに置きました。
元の漢字は何だったでしょう?

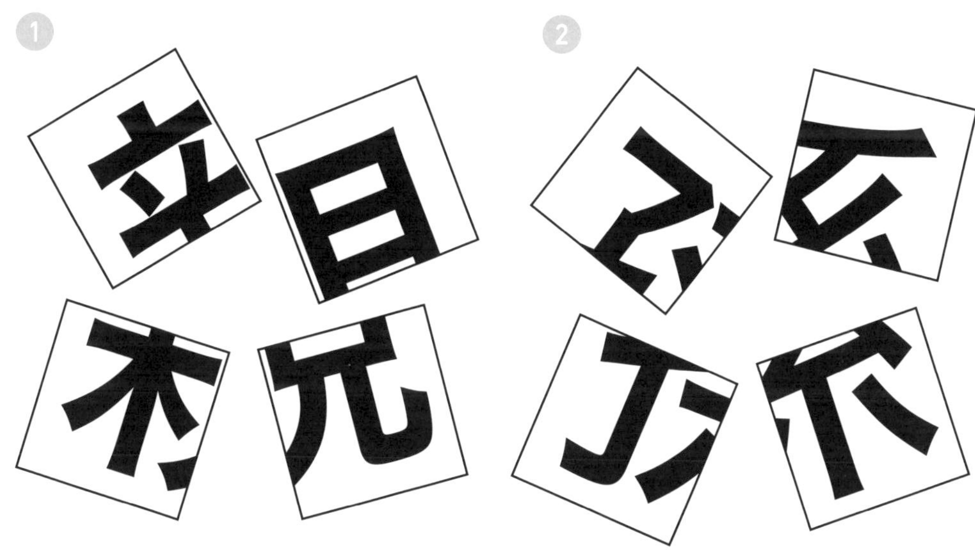

Mental Rotation

問題

Lと逆のL

アルファベットのLがたくさん並んでいますが、このうちいくつかは
裏返しになっているLです。
裏返しになっているLは全部でいくつあるでしょう?

正しいL

L

裏返しのL

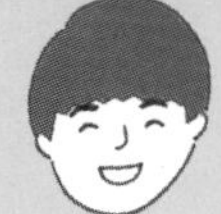

問題

星を探せ

下の図の中に、星が2つ隠れています。
星は左のような形ですが、大きさや向きは変わっています。
どこに隠れているでしょう?

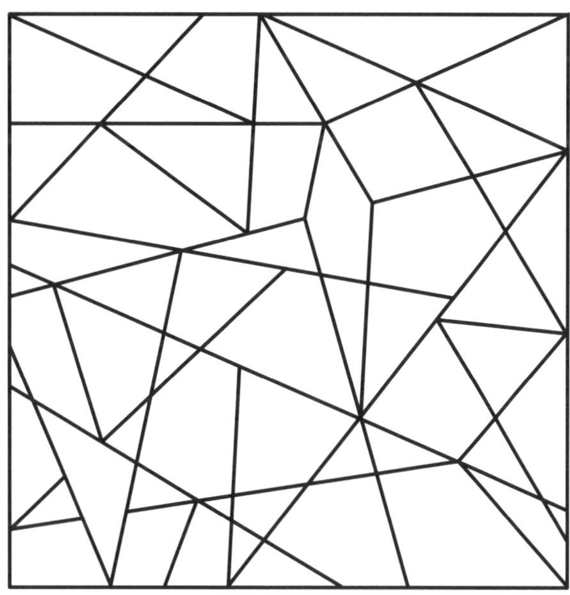

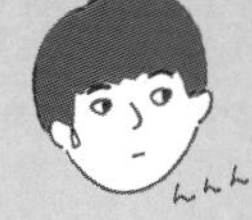

問題

ガラス板の漢字

黒い線が書かれた透明なガラスの板が3枚あります。
この3枚を向きはそのままでぴったり重ねると、
どんな漢字ができるでしょう?

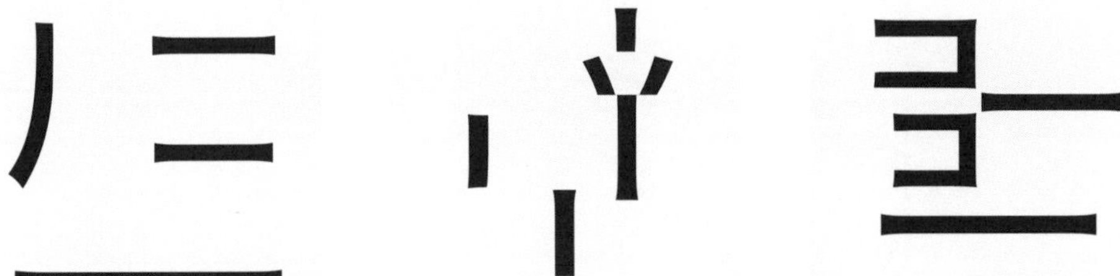

Mental Rotation

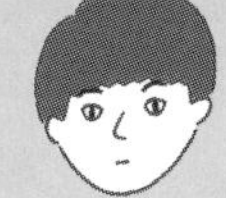

問題

ケーブル配線

下の図は3本のケーブルをつなぐ配線図です。
左のABCの極から3本のケーブルが出て、右の極につながっています。
この状態だと右側の極は、上からACBとなっています。
矢印が指す真ん中の図を180度回転させて上下を逆にすると、
右側の極は上からABCのどれに対応するでしょう?

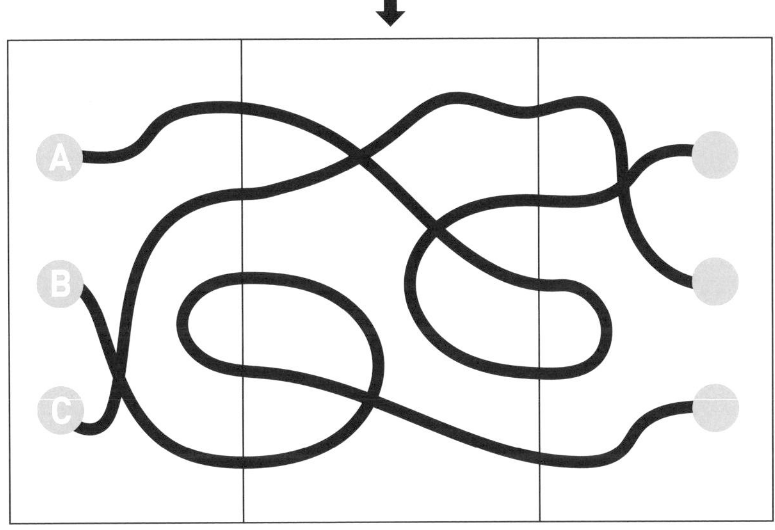

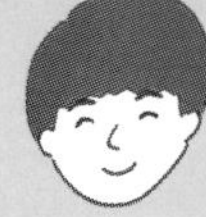

問題

金庫のダイヤル

「いろはにほへと…」の12個の目盛りがついた金庫のダイヤルがあります。
金庫を開けるにはダイヤルの▲をまず「い」の所に合わせ、
指示の通り10回ダイヤルを回転させなければなりません。
10回ダイヤルを回転させると、どんな順番で文字に止まるでしょう?
最初の2回は例として文字を入れてあります。
残った8マスに文字を入れましょう。

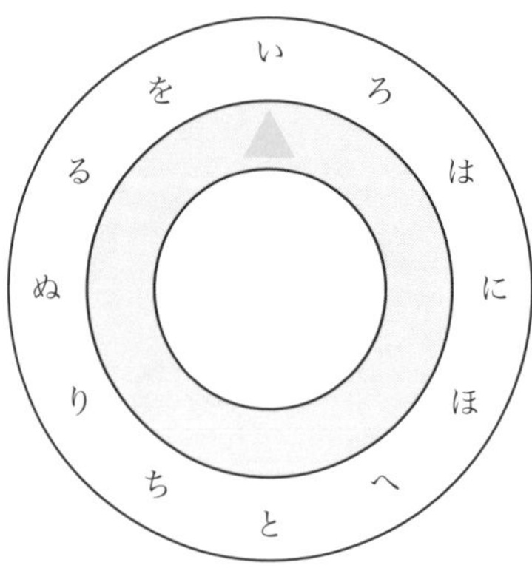

1. 時計回りに2目盛り
2. 反時計回りに4目盛り
3. 時計回りに5目盛り
4. 反時計回りに3目盛り
5. 時計回りに9目盛り
6. 時計回りに5目盛り
7. 反時計回りに7目盛り
8. 反時計回りに8目盛り
9. 時計回りに5目盛り
10. 反時計回りに6目盛り

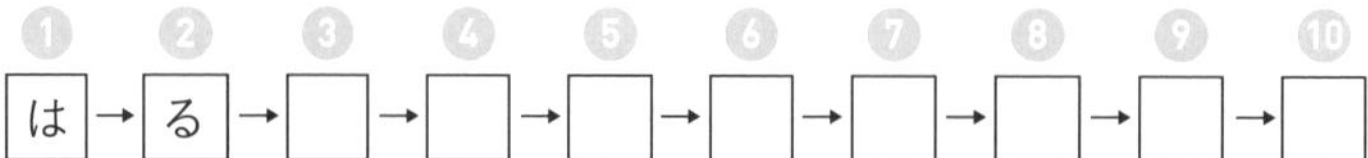

Mental 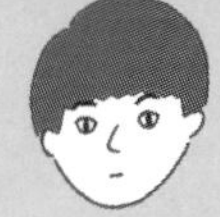 Rotation

問題

ドリル16

視力検査

ある眼科では図のような紙を使って視力検査を行います。
同じ向きだと覚えてしまう人がいるので、紙を回転させて使います。
ある時、患者さんが下のように答えていました。
さてこの時の視力検査はア〜エのどの方向を上にして使ったでしょう?

例 この場合は「右」が正しい答えです

ア

イ

ウ

エ

患者さんの証言 「上が2個、下が3個、左が3個、右が2個ありました」

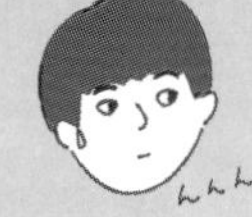

問題

漢字復元①

バラバラのピースを組み合わせて、漢字1文字を復元してください。
同じアルファベットの辺同士をぴったりとくっつけます。
ピースは回転させてもいいですが、裏返してはいけません。
出来上がる漢字はそれぞれ何でしょう?

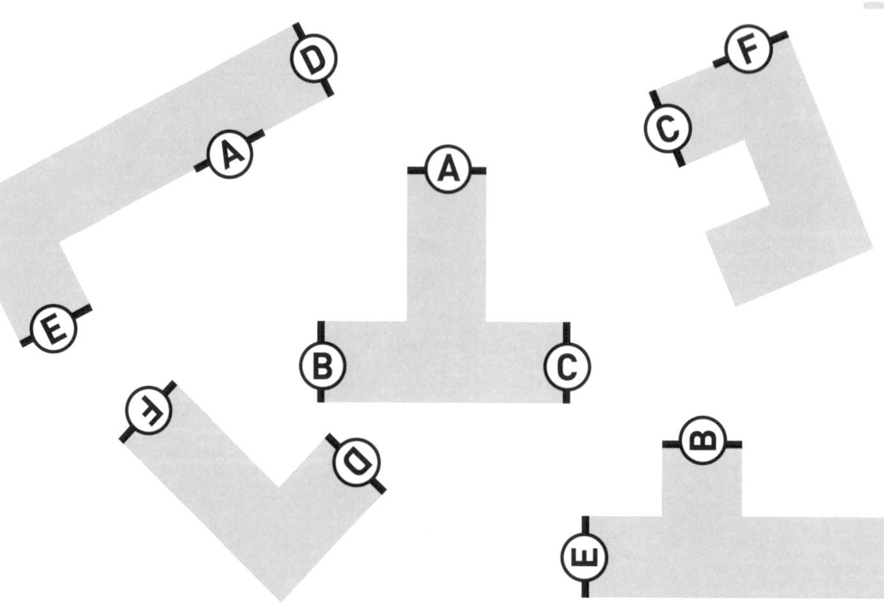

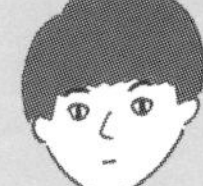

問題

漢字復元②

バラバラのピースを組み合わせて、漢字1文字を復元してください。
同じアルファベットの辺同士をぴったりとくっつけます。
ピースは回転させてもいいですが、裏返してはいけません。
出来上がる漢字はそれぞれ何でしょう?

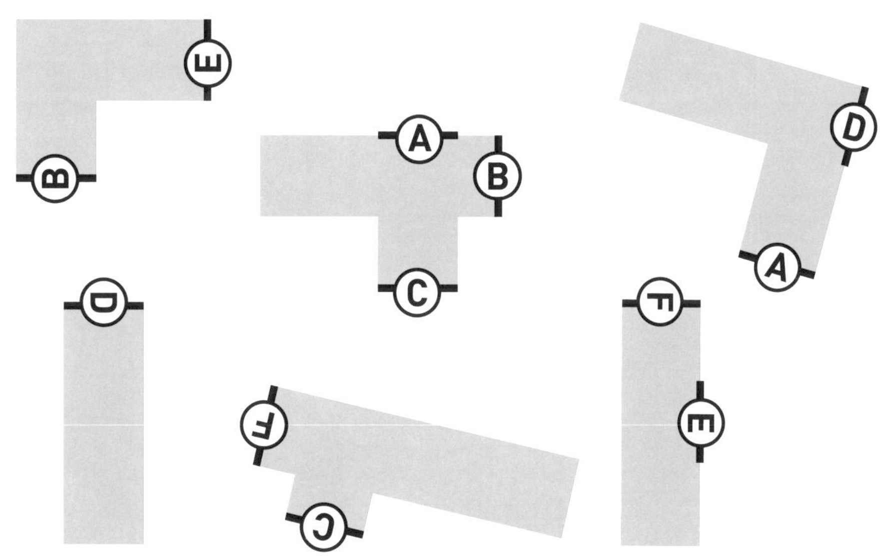

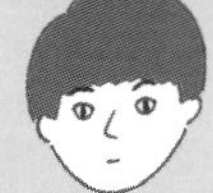

問題

透明プレート①

白い所は透明、黒い所は黒く塗られたプレートがあります。
丸の位置を合わせて全部を重ねると、どんな模様になりますか?
解答欄を黒く塗ってください。

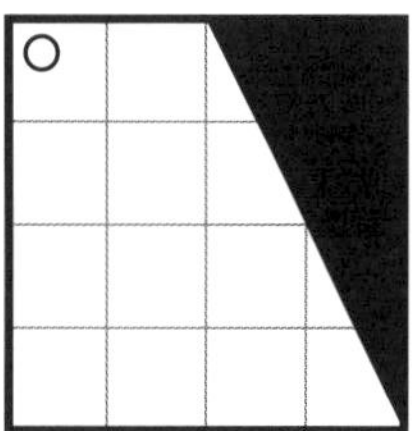
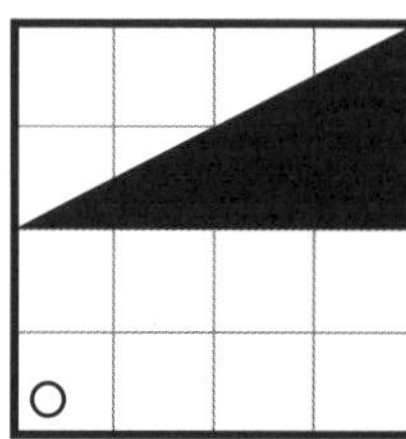
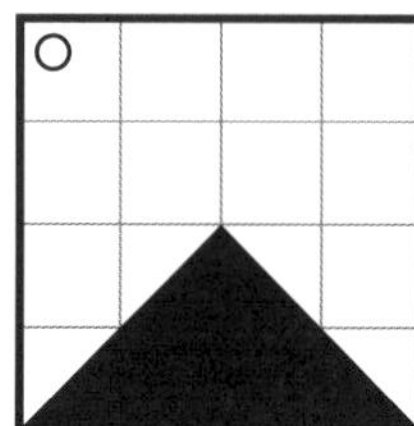

解答欄

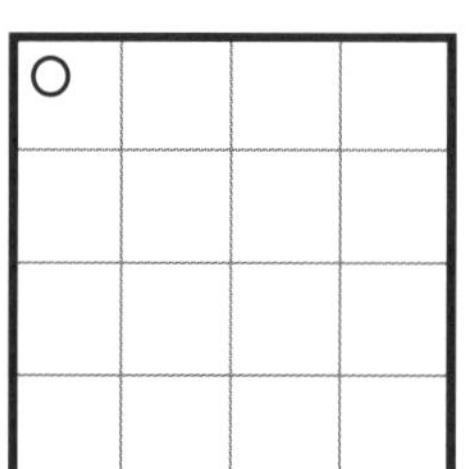

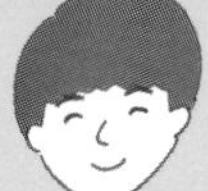

問題

透明プレート②

白い所は透明、黒い所は黒く塗られたプレートがあります。
丸の位置を合わせて全部を重ねると、どんな模様になりますか?
解答欄を黒く塗ってください。

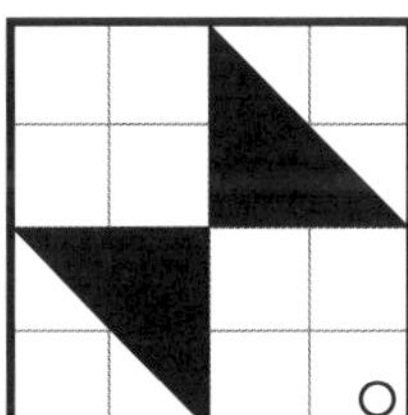

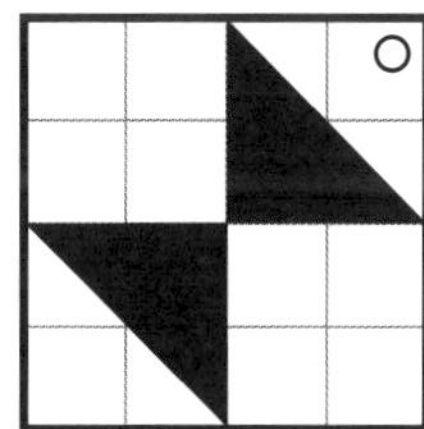

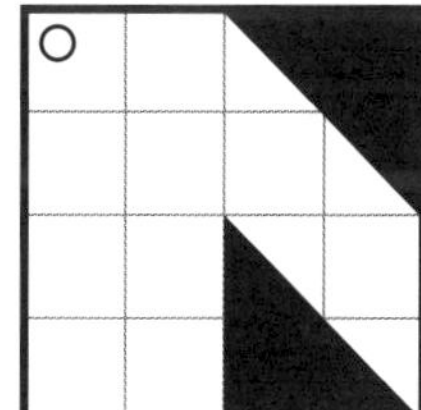

解答欄

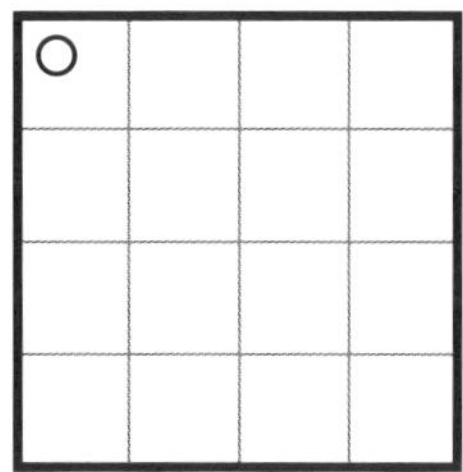

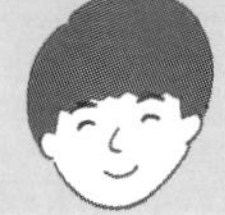

問題

ドライブ①

スタートからゴールまで線のようなルートでドライブしました。
左折と右折、それぞれ何回したでしょう?
線が交差している所はすべて直進しました。

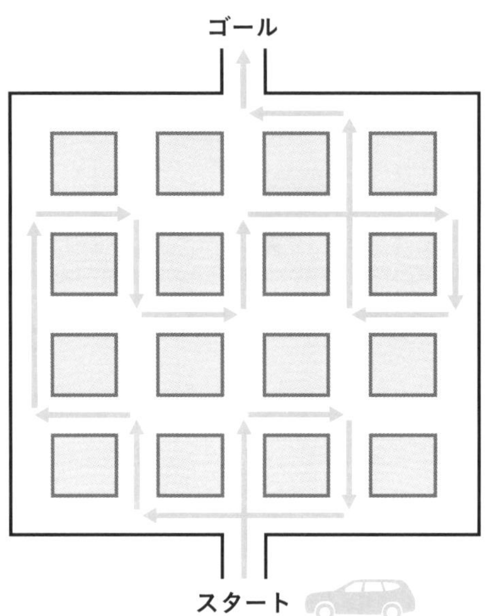

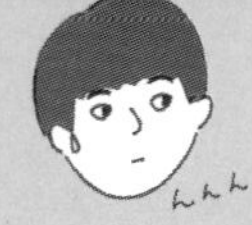

問題

ドライブ②

スタートからゴールまで線のようなルートでドライブしました。
左折と右折、それぞれ何回したでしょう?
線が交差している所はすべて直進しました。

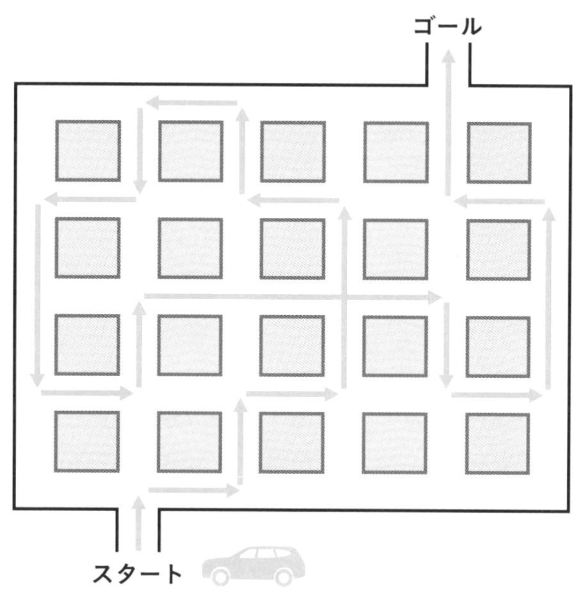

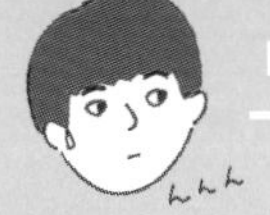

問題

ピース合わせ

お手本の図の中央を切り取りました。
?の場所にぴったり当てはまるピースはどれでしょう?

お手本

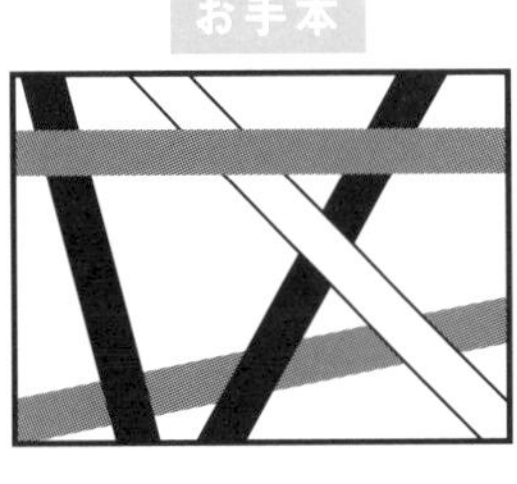

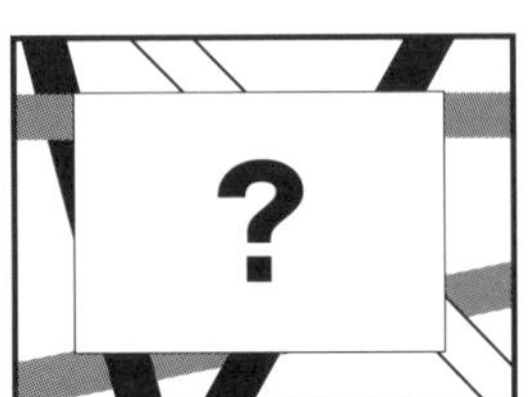

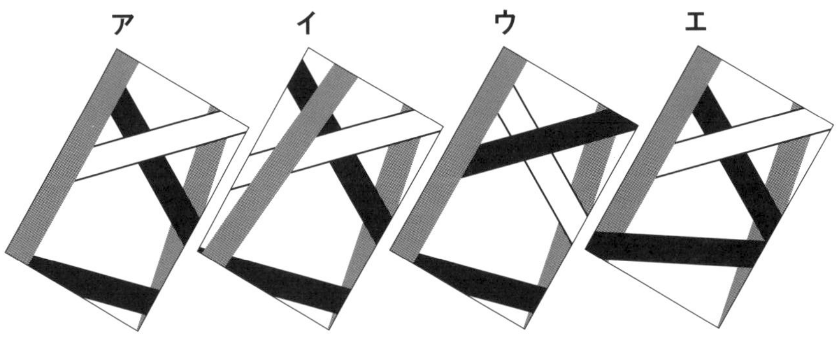

Mental 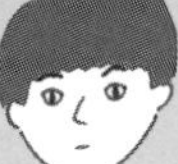 Rotation

問題

山折り谷折り

1枚の折り紙を①から順に指定の折り方で折っていくと、
どんな形になるでしょう？　折り紙の白の裏面は緑色になってます。

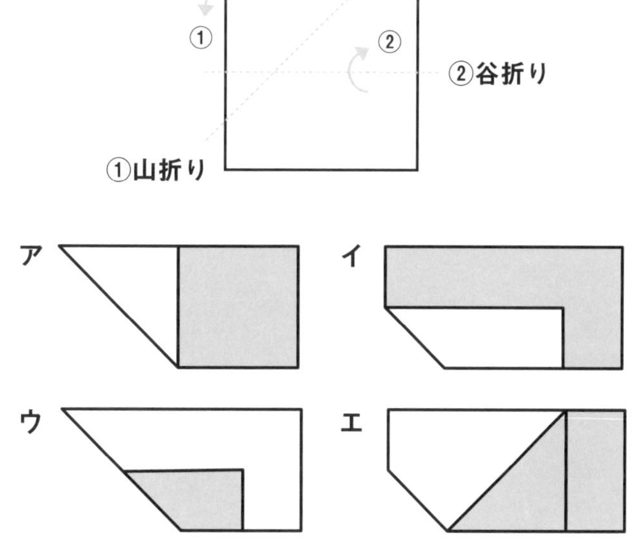

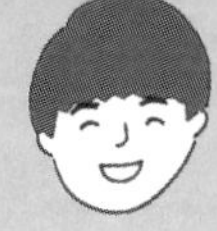

問題

ラストルーム

Sの部屋からスタートし、指定されたとおりに部屋を進んで行きます。
最後にいる部屋はどこでしょう?
スタートする時は矢印の方向を向いています。

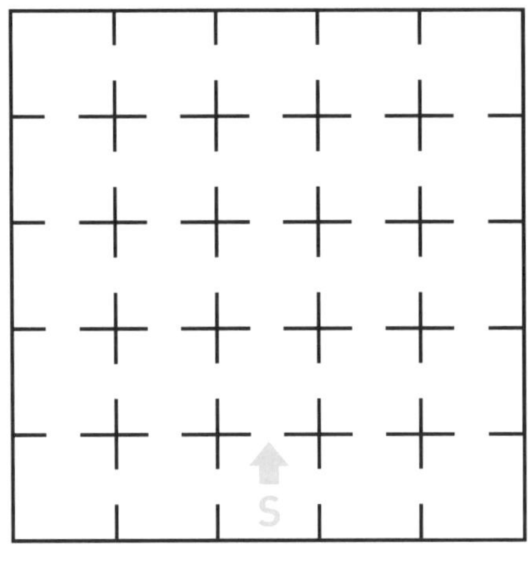

①正面へ1部屋進む
②左を向いて1部屋進む
③右を向いて1部屋進む
④正面へ1部屋進む
⑤右を向いて1部屋進む
⑥右を向いて1部屋進む
⑦左を向いて1部屋進む
今どの部屋にいるでしょう?

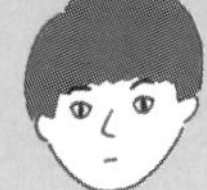

問題

折り紙カット

正方形の紙を点線で図のように折っていき、緑の部分を切り落としました。
紙を開いて元に戻すと、どんな形になっているでしょう?
解答欄に紙の形を書きましょう。

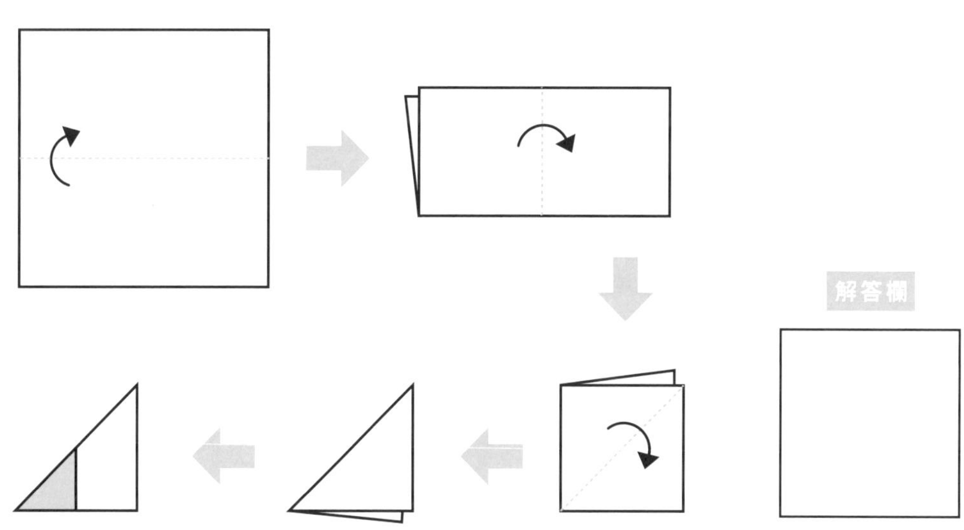

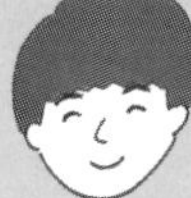

問題

ズレた漢字

矢印がある列の縦長のピースを、矢印の方向にずらして全体を
凸凹のない平らな状態にすると漢字1文字が現れます。
どんな漢字ができるでしょうか?

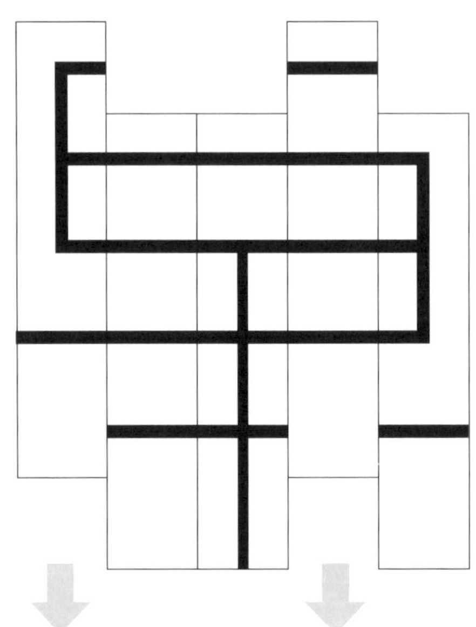

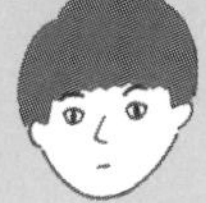

問題

ドッキング

6個のピースの中から2個くっつけて、見本と同じ形ができるようにペアを作ってください。すべてのピースを使うので、3組のペアができます。どれとどれがペアになるでしょう？ピースは回転させる場合もあります。

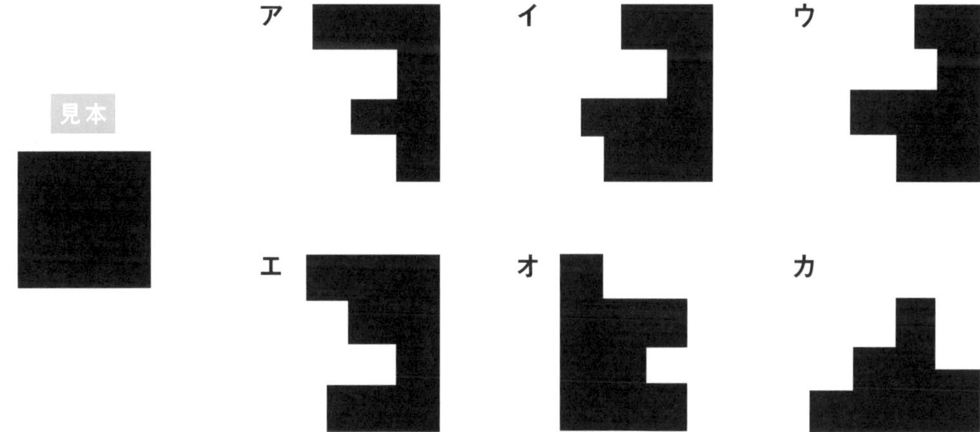

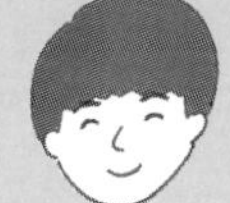

問題

これぐらい長さ

5cmの線が3本あります。
その3本を選んでください

（サンプルは実寸ではありません）

サンプル

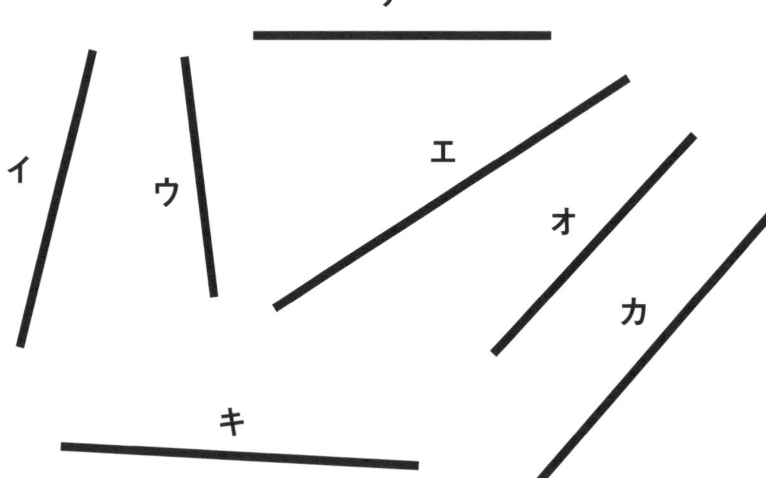

Mental Rotation

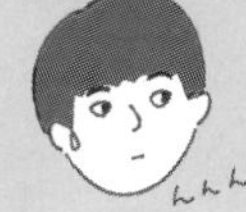

問題

ドリル㉚

これぐらい角度

135度が2つあります。その2つを選んでください

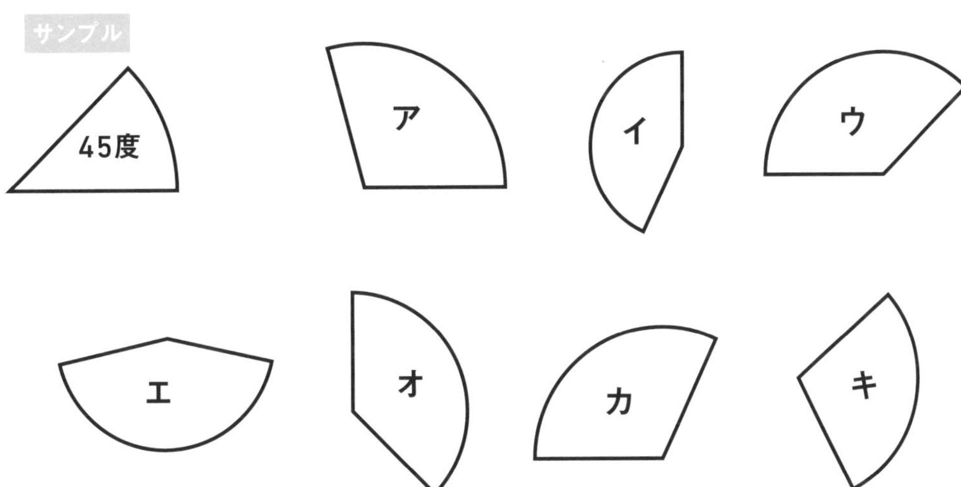

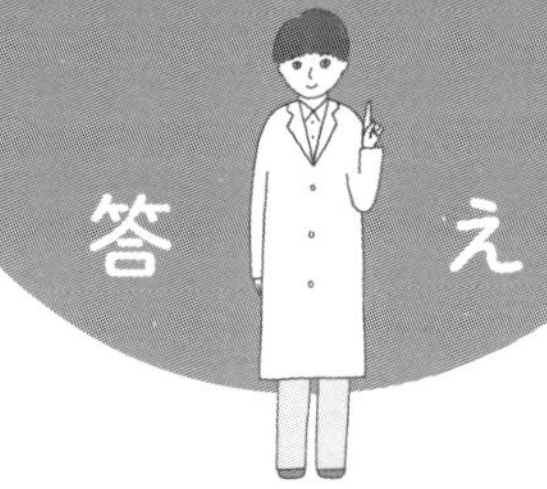

フランスパン隠し

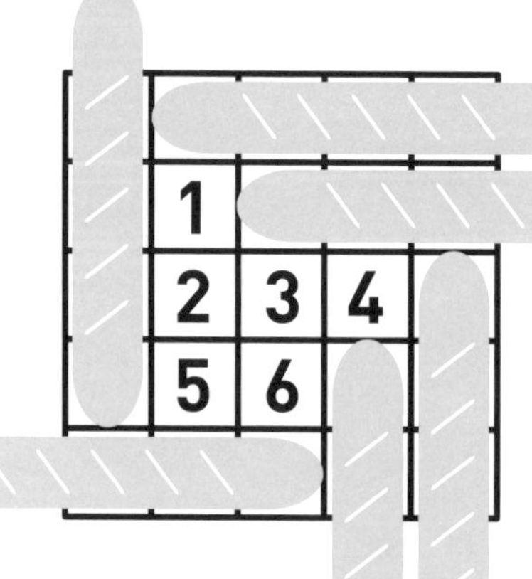

6マス

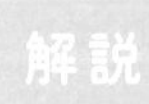

盤面の上にある「置いたパン」の長さは、パンを隠す正方形の紙の1辺とほぼ同じ長さです。なのでパンは正方形の紙に書いてある方眼の「ます目5ます分」となります。上の辺に飛び出しているパンは1マス分の長さが飛び出ているので、紙の下には4ます分隠れています。ほかの辺も飛び出しているパンの長さが何ます分か考え、合計5ます分になるようにます目にパンを書いていくと答えがわかります。

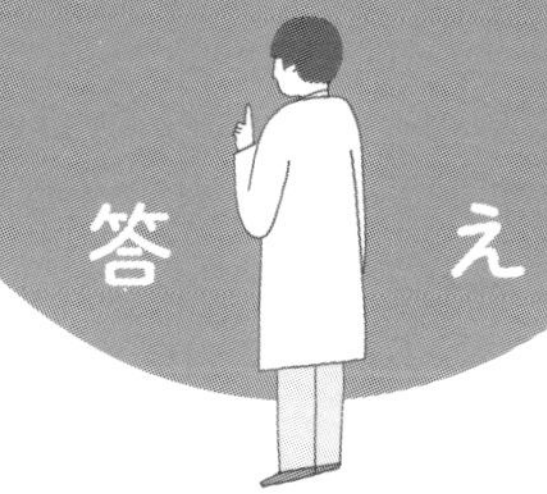

線対称のマス

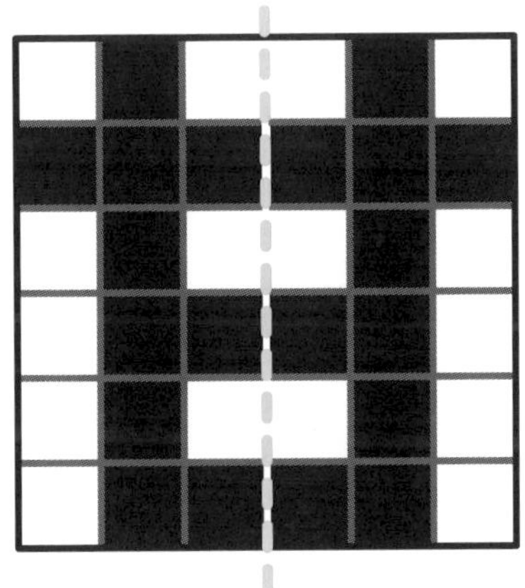

「甘」

解説

やみくもに塗るのではなく、中央の点線を基準に考えると間違いを起こしにくくなります。一番上の横列にある黒いマスは、中央の点線から右に2ます目にあります。なのでそれと点対称の、左に2ます目を黒く塗ります。同様に他の列も点線を基準に考えるとよいでしょう。

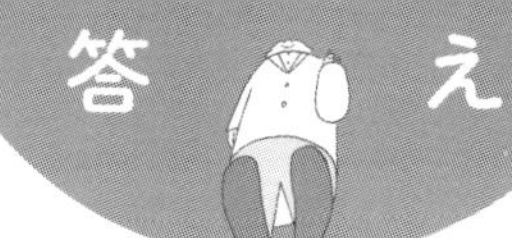

ふぞろいの文字たち

かぼちゃ

こまつな

さといも

たまねぎ

解説

いっぺんに文字を見て考えようとすると混乱しそうです。どれかの向きをまず決めて、その向きになっている文字だけを探すようにすると比較的スムーズに解けます。「ぎ・た・ね・ま」の4文字が他に比べてわかりやすいでしょう。そこで「たまねぎ」がわかれば、野菜ということから連想できると思います。

下駄箱のカギ

①お ②き

解説

溝の掘られ方は様々ですが、溝の無い場所や溝の長さ・並び方に注目して考えます。①は溝が無い場所が端です。溝が端に無いのは、う・お・か・く の4つです。そして①の3本の溝は真ん中が一番短いです。4つの中で真ん中の溝が一番短いのは お・く です。①の3本の溝で一番長い溝は空白とは反対の端にあります。お・く の中でそれを満たしているのは お です。②は溝が無い場所が内側です。あ・い・え・き の4つがそれにあたります。そして②は一番長い溝が内側にあります。4つの中で一番長い溝が内側にあるのは え・き です。②の一番長い溝は一番短い溝のすぐ隣にあります。え・き の中でそれを満たしているのは き です。

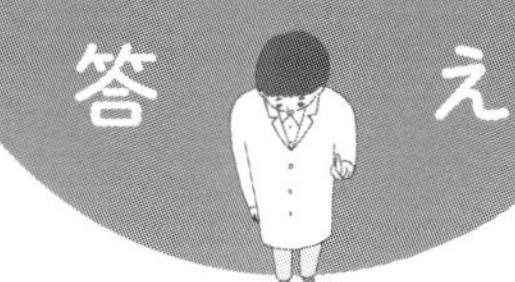

ドリル5

ジグソーパズル

余るのは**エ**

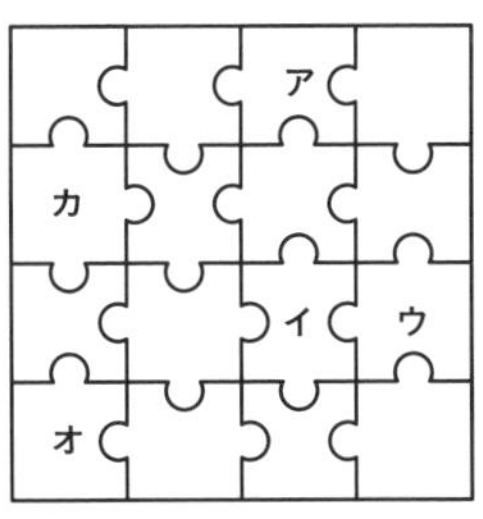

解説

角のEに入るピースは、直線が2本で凹凸が2つしかない**オ**です。周囲のAとBに入るピースも、凹凸が3つだけでその形を考えれば**ア**と**カ**だとわかります。Cはすぐにはわからないので後回しにしてDを考えます。残った**イ・ウ・エ**の中で凹凸が2つか3つで、凹凸のない直線を残すピースは**ウ**だけなので、Dには**ウ**が入ります。Dに入るピースが決まったことにより、Cに入るピースの形は凹凸が4つだとわかりました。それは**イ**で、残るのは**エ**になります。

ドリル6

万華鏡文字

①見 ②知

解説

ぼんやりと全体を見るよりは、どこに正解の文字があるのかを探すようにした方がわかりやすいです。①は「目」のようなパーツがあります。おそらく横向きではなく縦向きで「目」があるのだろうと推測します。右上と左下にその向きで「目」があります。このどちらかをじっくり見ると「見」が見えてきます。②も同様に肝になるパーツを探します。細長い「矢」を見つけられると思います。そして下に通常の向きの「矢」があります。ここをじっくり見ると「知」が見えてきます。

答え

三角形カウント

14枚

解説

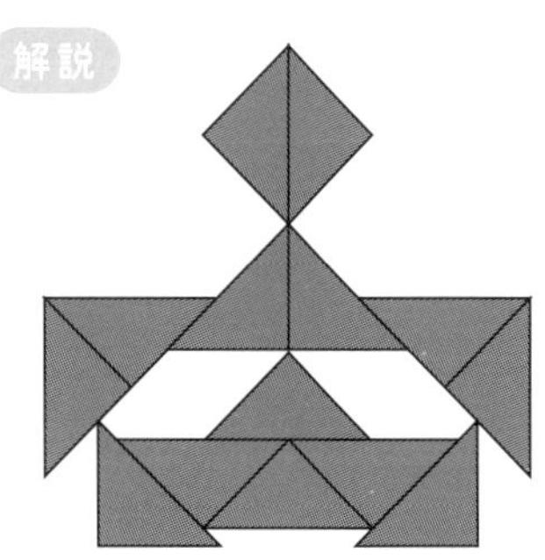

解説

実際に線を引いて考えるとよいでしょう。一番上の正方形は三角形2つ分です。ここは見本の三角形が45度傾いて置かれています。このように見本の三角形は色々な角度で置かれています。三角形でない形ができたり、極端に大きくなったり小さくなったりしないように分割していき、個数をかぞえましょう。

隠れたアルファベット

E、K、L、T

解説

上下左右の4方向から見て探してみましょう。まず斜めの線を含むKが見つけやすいでしょう。見つけたアルファベットは丸で囲むなどして、使った線を除外すると残りの文字を見つけやすいです。Kと同じ向きにTが隠れており、Tのすきまに Eがあります。そして最後に残った線でLができます。

答え

ドリル9

何度回した？

①180度

②60度

③225度

解説

角度の目安がありますが、0度と90度の間は45度（90÷2＝45）、90度と180度の間は135度（90＋45＝135）、180度と270度の間は225度（180＋45＝225）、270度と0度（360度）の間は315度（270＋45＝315）をあらかじめ計算しておくとわかりやすいです。まず①はちょうど正反対なので180度です。②は90度まで回ってませんが、45度よりは上です。なので選択肢の中では60度があてはまります。③は①の180度より多く回ってますが、270度までは行っていません。なので選択肢の中では225度があてはまります。

ドリル10

バラバラ漢字

①親 ②孫

解説

どことどこの線がつながるかを考えましょう。①は、右下のパネルの上に出る2本の線が右上のパネルにつながりそうです。そして右下のパネルの下に斜めに出る1本の線は左下のパネルにその終端がありそうです。残ったパネルを左上に置けば「親」という字の完成です。②も同様に考えますが、人によっては「糸」のようなパーツが見えるかもしれません。その「糸」を作るように並べると「孫」という字ができます。

答え

Lと逆のL

7個

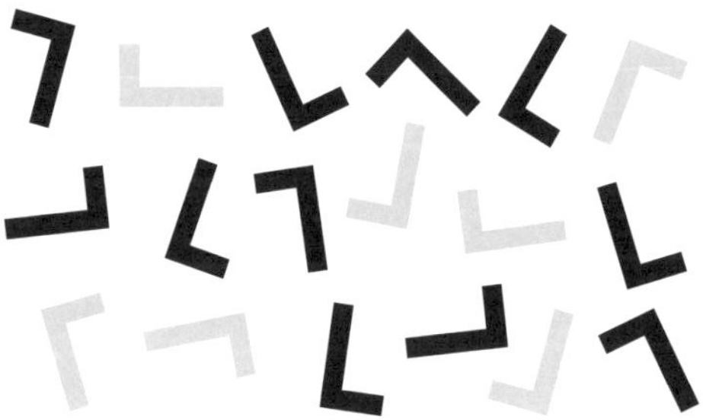

解説

1つ1つ回転させて確認すると大変かもしれません。1つチェックしたら、それと近い角度のものを探して確認していけば手早くできます。例えば左上は回転させると正しいLです。中段の左から3番目と下段の一番右もおなじぐらいの傾きで置かれています。なのでこの2つも正しいLだとわかります。

星を探せ

右図の通り

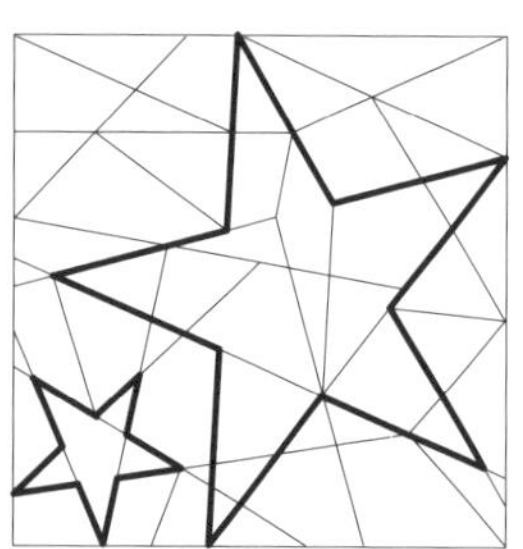

解説

左下に隠れている星は、逆向きですが見本と同じくらいの大きさなので比較的見つけやすいでしょう。もう1つの星は盤面の上下と右の辺に接するぐらい大きなもの。見本の星の頂点と同じ大きさの角度の所を見つけて、そこから線を伸ばして星になっていないかを確認していくとよいでしょう。

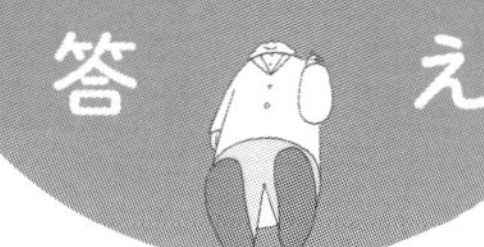

ドリル⑬

ガラス板の漢字

壁

解説

漢字は大きな1つのかたまりになっているものもありますが、いくつかの部分に分かれているものもあります。例えば「部」という字は、「立」「口」「阝」からできています。この問題の漢字も小さな部分を作れる所がないかを探してみましょう。まず3枚のガラス板の下にある横線2本と縦線1本で、横長の「土」ができます。3枚の右上の部品を合わせると「辛」になりそうです。そして残った左上の部品で「戸」の横線が無いものと「口」ができそうです。これらを組み合わせると「壁」という漢字になりました。

ドリル⑭

ケーブル配線

上からABC

解説

3枚の配線図の接合部分は、どちらもその辺を5等分した所にケーブルが通っています。（そうでないと真ん中の図を180度回転させた時に左右がピッタリ付かないからです）真ん中の図を180度回転させると、それぞれの接合部分の位置は点対称の位置へ移動します。ここからは真ん中の図を回転させずに解くやり方です。まず左上のAから出たケーブルは真ん中の図の一番左上に入ります。ここと点対称の位置は右の辺の一番下です。ここにワープしたと考えて線を今度は左の方へたどっていきます。左の辺の下から2番目に来たので、それと点対称の位置、右の辺の上から2番目にワープします。そして右の方へ進むと一番上の○につながります。同様にBとCも考えることができます。もちろん自信がある人は配線図の真ん中を180度回転させた絵を頭に思い浮かべて解いてみてください。

答え

金庫のダイヤル

③に ④い ⑤ぬ ⑥は ⑦ち ⑧を ⑨ほ ⑩る

解説

これは指示の通りに、正確に地道にやっていくしかありません。時計回りと反時計回りが交互ではなくて、⑤と⑥は時計回りが2回続き、⑦と⑧は反時計回りが2回続きます。ここを勘違いしないように進めましょう。

視力検査

ウ

解説

すべてのマークを数えてもよいですが、まず特定の向きに絞って考えてみましょう。

アを上にした向きで「上」のマークは3つあります。証言で「上」は2つなのでアは違います。次にいま数えた上向きの3つのマークを、イを上にして見ると「右」になります。証言では「右」は2つなのでこれも違います。ウを上にするとこのマークは「左」に、エを上にするとこのマークは「下」になります。正解がウかエまで絞れました。他に3つあるマークを探すと、アを上にした向きで「左」になるものが3つあります。このマークは、ウを上にして見ると「下」になり、エを上にして見ると「右」になります。証言では「下」が3つなので、正解はウとわかります。

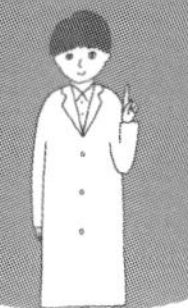

漢字復元①

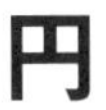

ドリル⑰

円

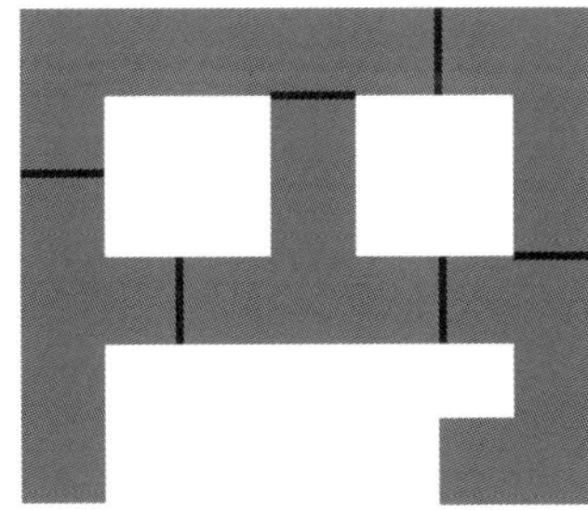

解説

左上と中央のピースはアルファベットの向きが正しい向きに近いので、まずこの2つを（頭の中で）Aの所でくっつけて考えていきましょう。Aをくっつけると BとEが近くに集まります。右下のピースにBとEの両方があるのでこれをくっつけます。残り2つのピースを正しくくっつけると「円」という漢字ができあがります。

漢字復元②

ドリル⑱

五

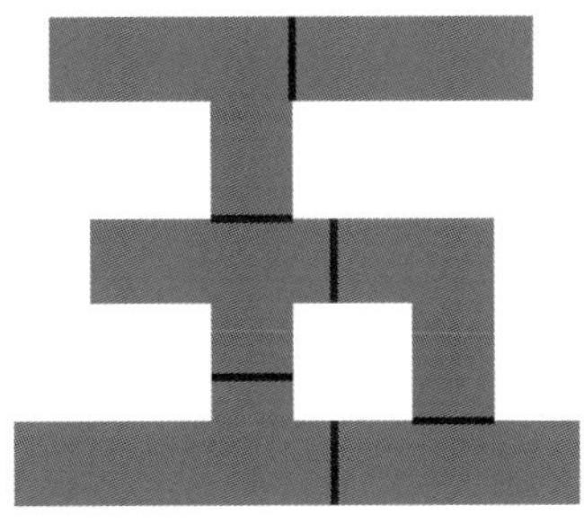

解説

ピースが増えましたが、わかりやすい所から戻していきましょう。ABCがある中央のピースに右上のピースのAをくっつけます。この右上のピースのDに左下のピースがくっつきます。この左下のピースにはD以外の文字が無いので、このピースには他のピースはくっつきません。あとは残りの3つのピースをくっつけて、「五」という漢字ができあがります。

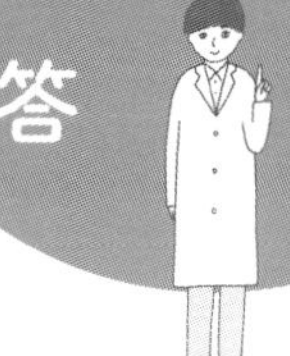

透明プレート①

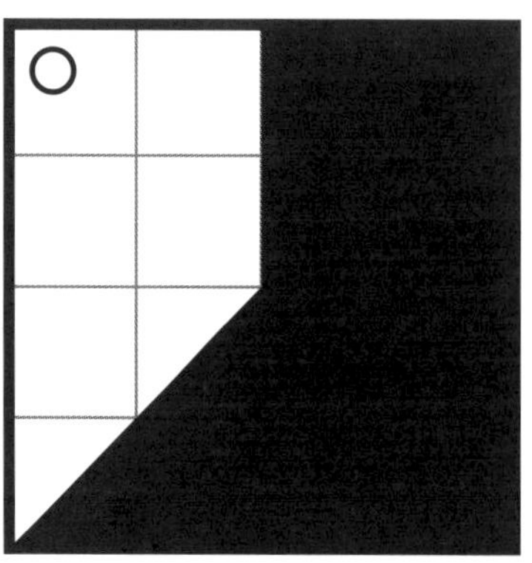

解説

真ん中のプレートの向きが違っていますが、頭の中で90度回転させて丸の位置を合わせましょう。そうすると左と真ん中のプレートで、盤面の右半分に長方形が出来上がります。これに右のプレートを重ねると、正解のような形になります。

透明プレート②

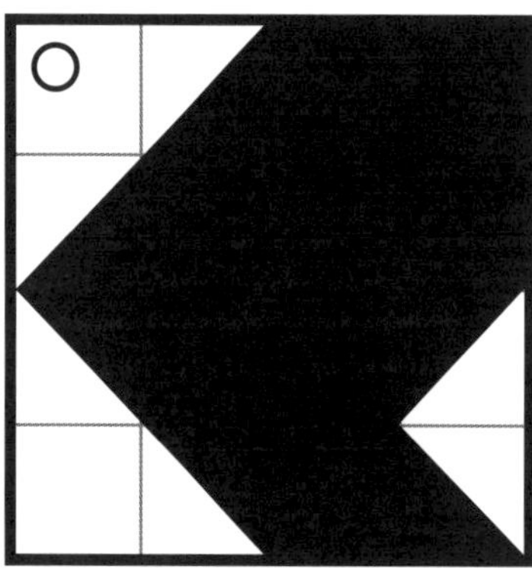

解説

左と真ん中のプレートを、どちらかの丸の位置に合わせて重ねると中央にダイヤ型が出来上がります。このダイヤ型は綺麗な対称形で、丸をどの位置にしても形は変わりません。右のプレートは解答欄と丸の位置が同じです。なので右のプレートにダイヤ型を重ねたものが正解の形です。

答え

ドリル21

ドライブ①

左折4回

右折12回

解説

慣れないうちは本を回転させてもよいでしょう。左折・右折の法則がわかってきたら、本を回さずに頭の中で解いてみましょう。下向きに移動して曲がる時は、本をまっすぐ見た向きで左の方へ行けば右折、右の方へ行けば左折と、見た目の向きとは反対になります。

ドリル22

ドライブ②

左折11回

右折7回

解説

地図が広くなりましたが、やることは一緒です。根気よく数えていきましょう。本書をまっすぐ見た向きで、左へ進んでから上へ曲がれば右折、下へ曲がれば左折。右へ進んでから上へ曲がれば左折、下へ曲がれば右折です。

答え

ピース合わせ

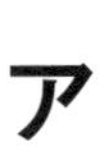

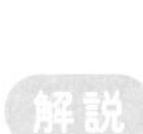

「お手本」の図では白と黒の線が交差しており、白の方が上になっています。ウの図では白が下になっているので候補からはずれます。「お手本」の図で、灰色の線の1本は枠の横の線と平行にひかれています。しかしイの図には枠と平行な灰色の線はないので、これも候補からはずれます。残るはアとエですが、2本の黒い線の開き具合をよく見れば正しい方を判断できます。

山折り谷折り

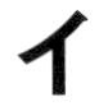

解説

色がどうなるかは後回しにして、まずは折った後の全体の形がどうなるかを考えましょう。①②の順で折ると、紙全体の形はイかエの形になります。次に色がどうなるかを考えます。エの図には緑色の部分の右側に縦の線が入っていますが、①②の順で折ってもこの位置に紙の重なりによってできる縦の線は現れません。よって消去法でイが正解となります。

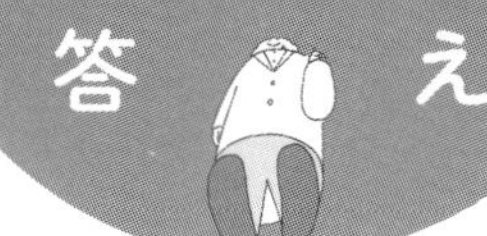

ドリル㉕

ラストルーム

あ	い	う	え	お
か	き	く	け	こ
さ	し	す	★	そ
た	ち	つ	て	と
な	に	S	ね	の

解説

「ぬ」の部屋からスタートします。①②で、「つ」→「ち」と進みます。②が終わった段階で、「た」を向いています。③の「右を向いて」の指示に従うと、「し」を向きますので1部屋進み「し」の部屋へ行きます。後は⑦までの指示を慎重にこなしていきましょう。

ドリル㉖

折り紙カット

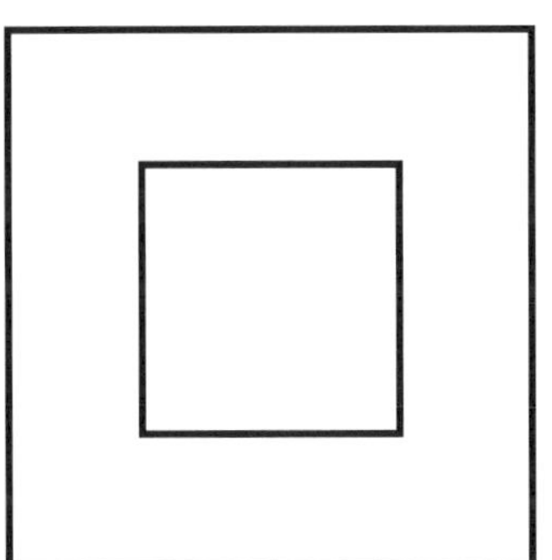

解説

この問題を解くコツは、紙を折っていく図の中に最終的に切り取られた緑の部分を（頭の中で）描いていくことです。切り取られた5番目の図から逆に、開きながら考えていきます。

答え

ズレた漢字

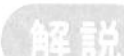

全体をいっぺんに考えてもよいですが、部分ごとに考えるとわかりやすいかもしれません。下半分は「十」のような形になりそうです。一番左と一番右のピースの、上半分を見ると「E」と「ヨ」のような形があります。そしてそれに挟まれた所に横線がたくさんあるので上半分は「日」のような形になりそうです。上が「日」、下が「十」になる漢字は「早」です。

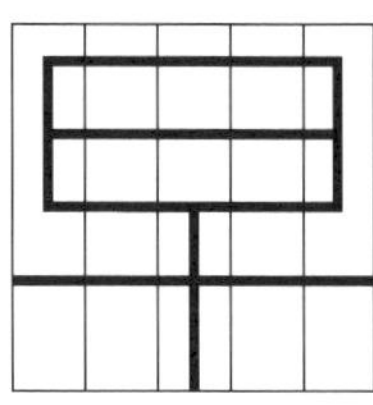

ドッキング

アとオ

イとウ

エとカ

解説

わかりやすそうな所からペアを探していきましょう。イとウのピースには低めの段差があります。この低めの段差は他の4つのピースにはないので、イとウがペアになります。オのピースには2つの出っ張りがあり、この出っ張りは同じ長さだけ出っ張っています。ア、エ、カの中で同じ長さのへこみがあるのはアだけです。よってアとオがペアになり、残ったエとカがペアになります。

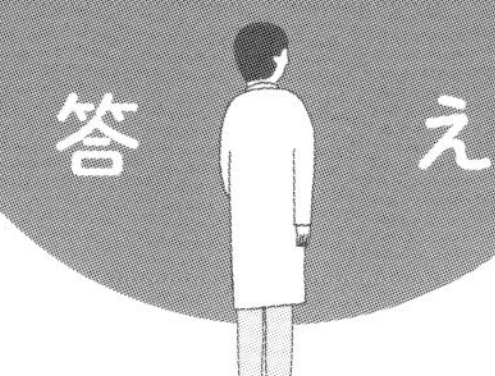

ドリル29

これぐらい長さ

ア・イ・オ

解説

7本の線を大ざっぱに長い線と短い線、そしてその中間の長さの線にグループ分けします。多少の誤差はあれど、ウは短い線、エ・カ・キが長い線。それ以外のア・イ・オが中間の線です。サンプルの2cm（実際の長さとは異なりますが）に照らしてアの線が、比率からして5cmの線だと推測されます。線を3つのグループに分けましたが、アが含まれる中間の長さの線が5cmであると予想されます。実際に測ってみると、ア・イ・オの3つはすべて同じ長さなので、この3つが正解となります。

ドリル30

これぐらい角度

ウ・オ

解説

サンプルの45度をもとに、探すべき135度がどんな角度なのかをまず考えます。45度の2倍は90度で、これは直角です。135度－90度＝45度なので、135度とは直角にサンプルの45度を1つ足した角度であるとわかります。ア・カ・キのおうぎ形から直角を切り取ると、残った角度はサンプルの45度より小さくなります。イ・エのおうぎ形から直角を切り取ると、残った角度はサンプルの45度より大きくなります。よってア・イ・エ・カ・キの5つは正解ではありません。正解は残ったウとオの2つです。

平面の回転

日常生活で鍛える方法

1. 紙に書いた文字やイラストをバラバラに切ってパズルで遊ぶ
2. 紙を二つ折りや四つ折りにして、切れ込みを入れて広げてみる
3. 上下逆さまにした新聞を読む
4. 常にどちらが北の方角かを意識する

Mental Rotation

第2章

超初級

立体の回転

例題 回転立体図形

点線のそばにグレーの図形があります。
この図形を点線の回りを1回転させると、
どんな形の立体になるでしょう?

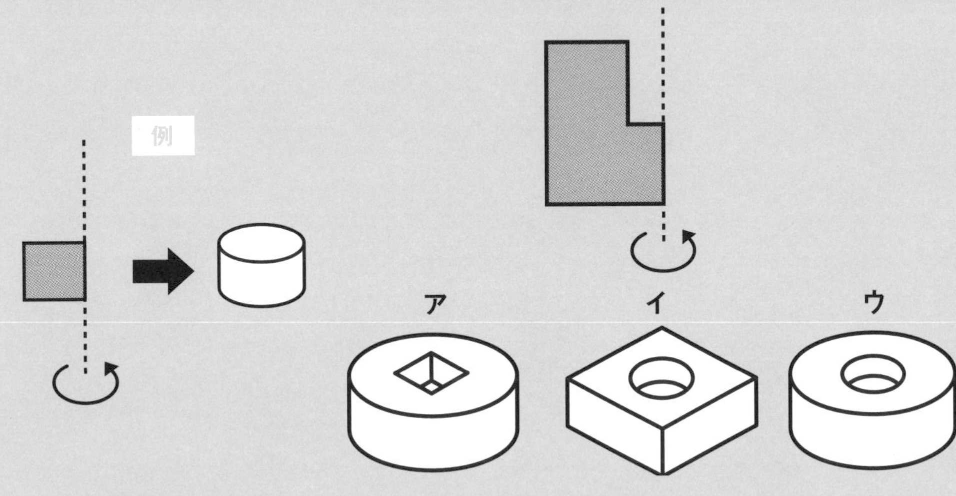

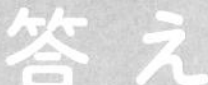

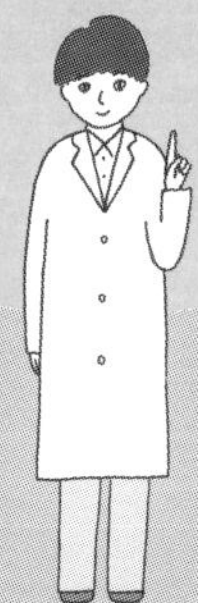

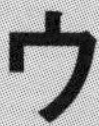

解説

中央にあるくぼみが一旦無いものと考えると、できあがる立体は例と同じように円柱になります。この段階でイは候補から外れます。次に中央のくぼみを考えると、円柱の内部に円形のくぼみができるとわかります。よって正解はウになります。

立体の回転のポイント

次に、「三次元」の物体を自在に回転させます。
超初級でも難しいと感じたら、
想像しやすくするために、
実際に手元に「箱」などを置いて、それを見ながら
やってみるのもいいでしょう。

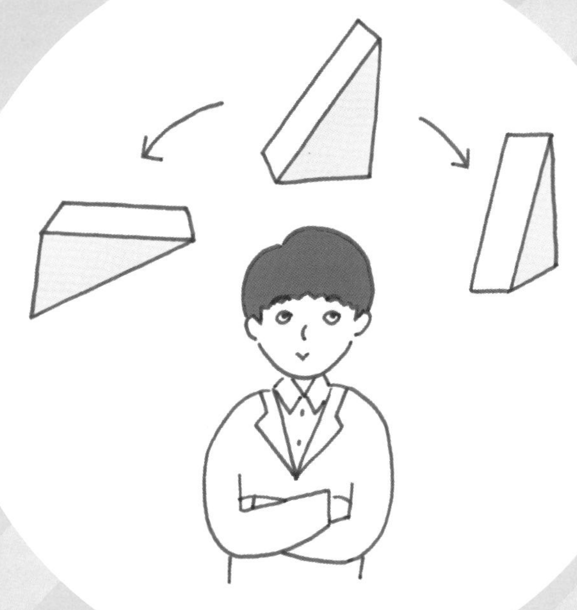

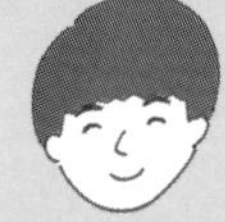

回転立体図形

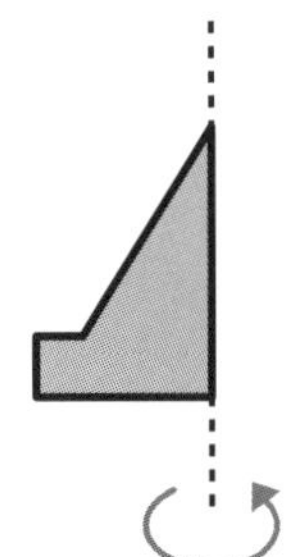

ア

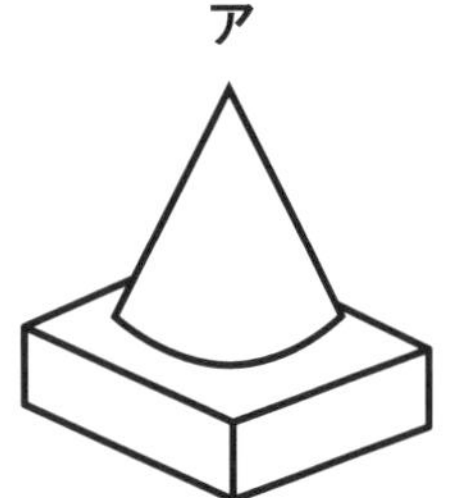

イ

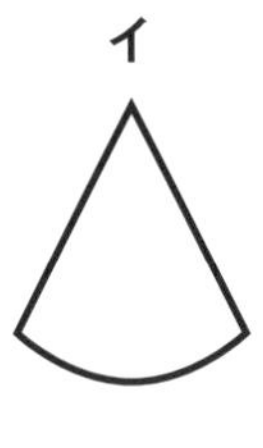

ウ

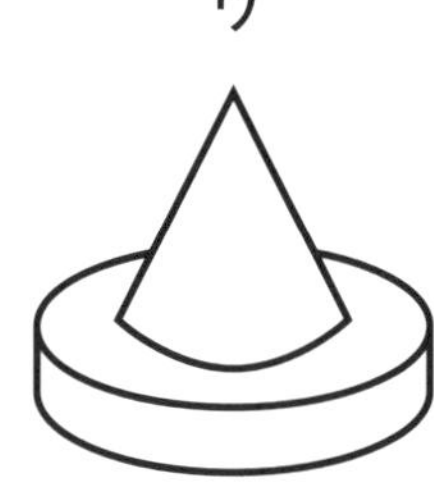

エ

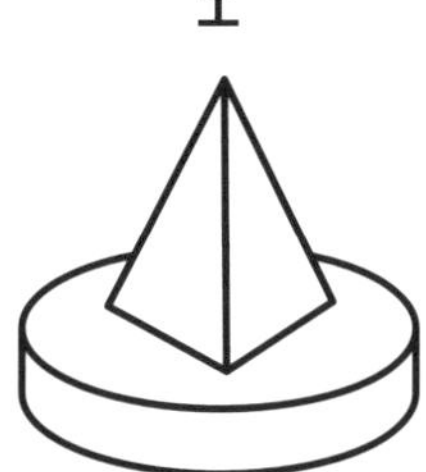

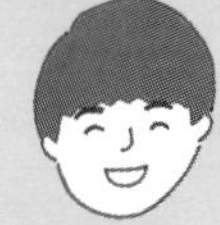

回転立体図形

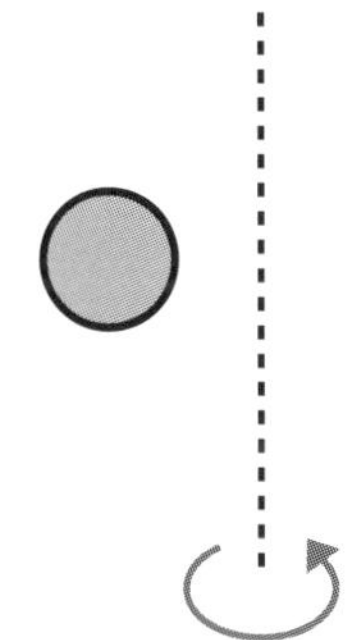

ア	イ	ウ	エ
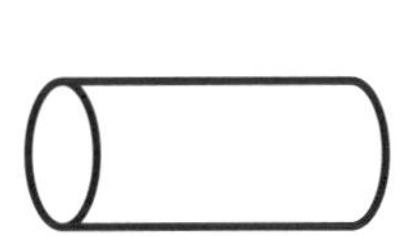	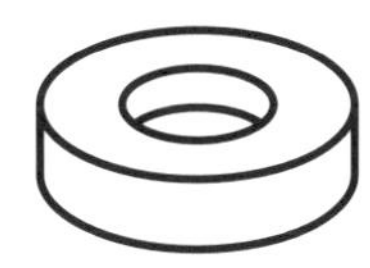	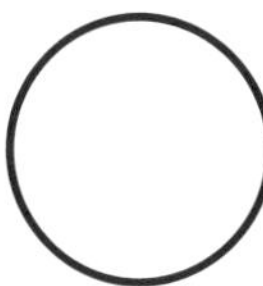	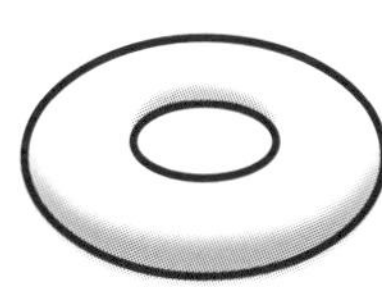

答え

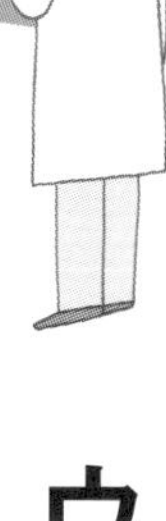

初級

ウ

回転立体図形

解説

上のとがった部分と下の土台のような部分に分けて考えます。上のとがった部分は、回転させると円すいになります。この段階で角ばった形のエは候補から外れます。下の土台部分は、回転させると平たい円柱になります。角ばった土台になるアも候補から外れます。平たい円柱の上に円すいが乗った形なので、正解はウです。

答え

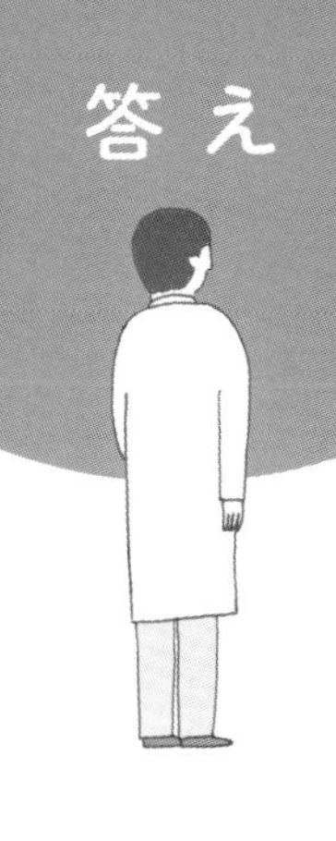

エ

回転立体図形

解説

シンプルな形ながら、意外と想像しづらい問題です。点線から離れた所に円があるので、できあがる立体は内部に穴が空いています。選択肢の中で穴が空いているのはイかエです。ここで逆に考えてみます。イとエを適当な所で切って、その切断面を想像してみるのです。イは切断面が四角になり、ドーナツ型のエは切断面が円になります。問題では円を1回転させているので、正解はエとなります。

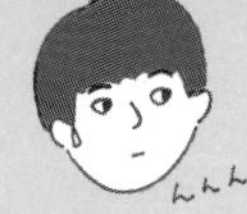

問題

ブレスレット

3色の石がついたブレスレットがあります。
「見本」のブレスレットを裏返したものはA～Dのどれでしょう?

見本

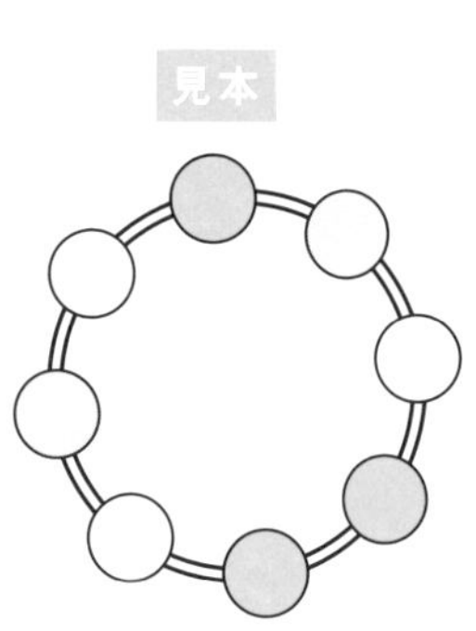

A

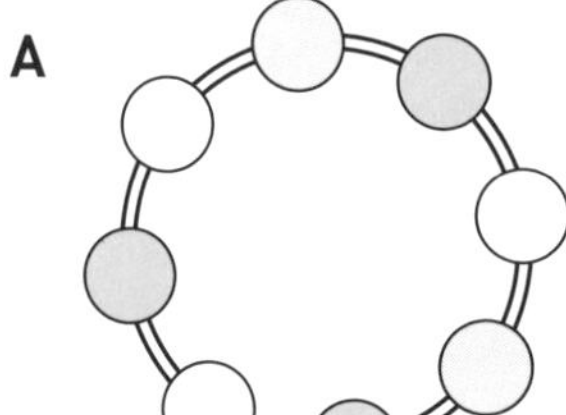

B

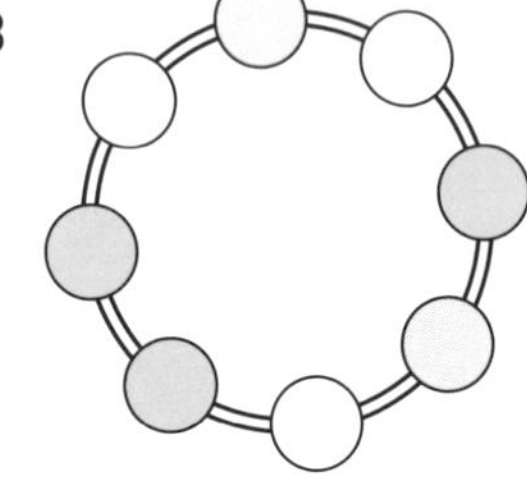

C

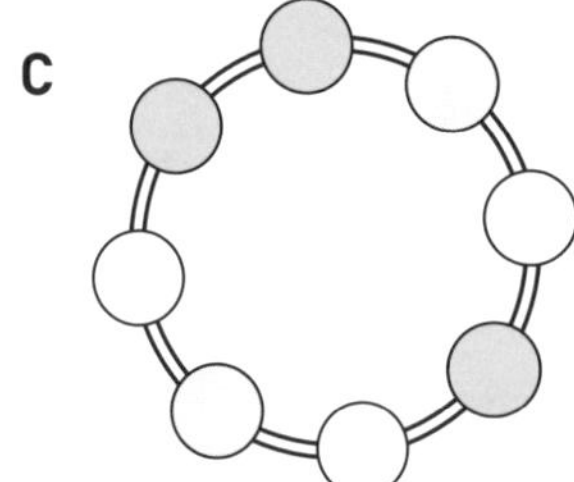

D

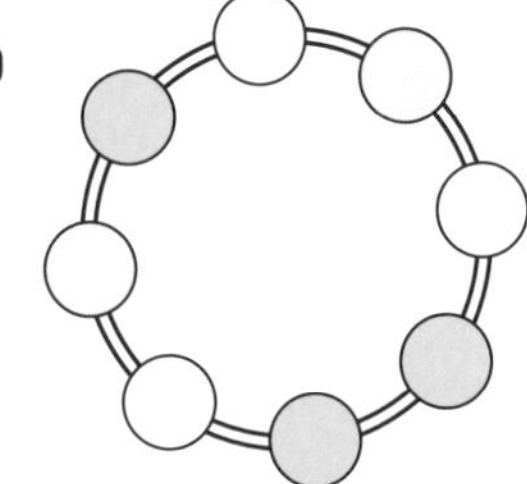

Mental 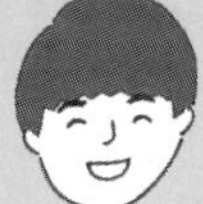 Rotation

問題

ツートン展開図

白と緑の面で作られた立方体の展開図があります。
それぞれの展開図から立方体を作ったとき、「見本」と同じ立方体ができあがるのはアイウエのうちのどれでしょう?

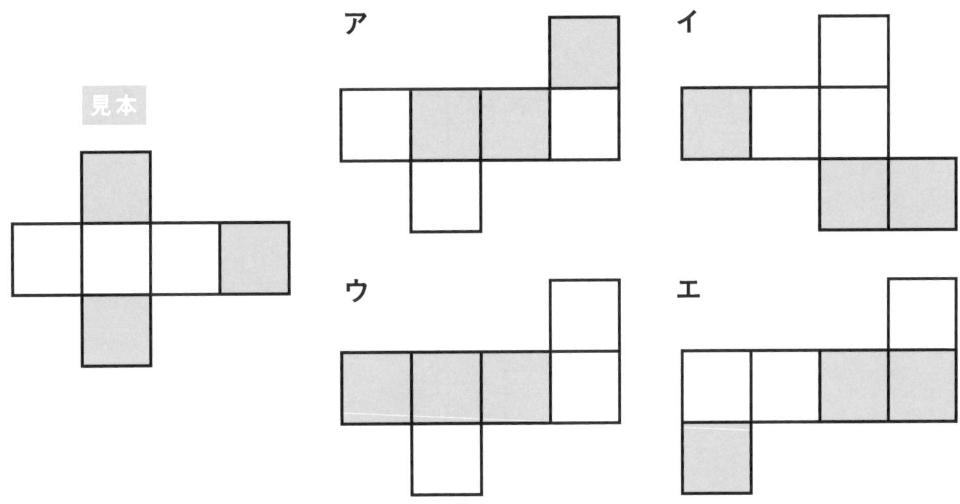

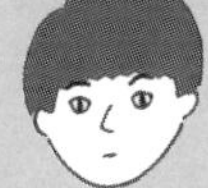

問題

迷路に潜入

迷路の内部に入りました。
あちこちウロウロと迷った時に撮影したのがこの写真です。
迷路のどこからどの方向を見た絵でしょうか?

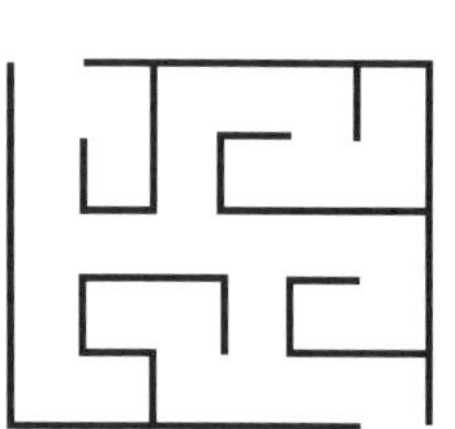

潜入した迷路

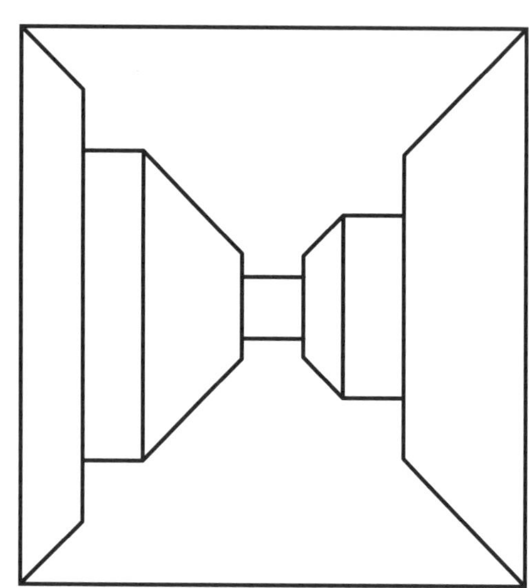

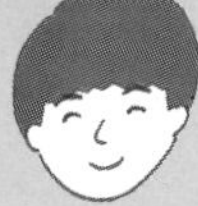

トンネル

天井と横の壁が白と緑に塗られたトンネルがあります。
このトンネルを反対側の方から見たら、どのように見えるでしょう?
天井と横の壁で緑になる所を正しく塗ってください。

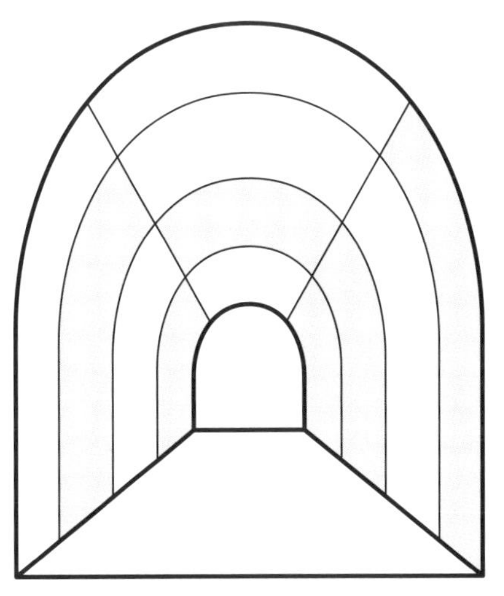

反対側から
見ると…?
→

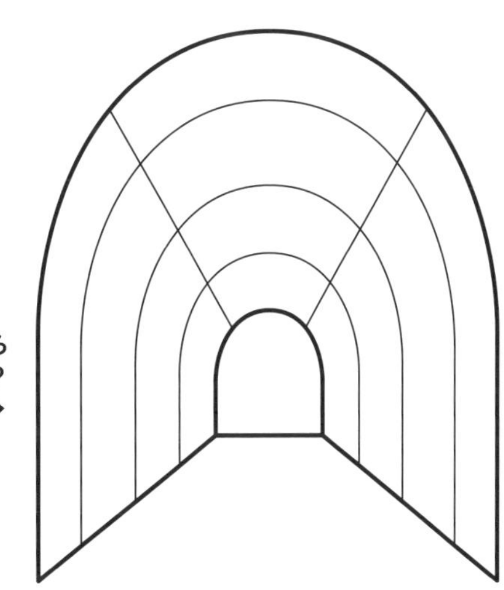

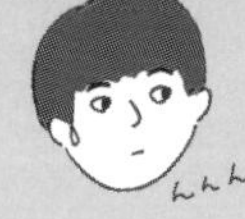

問題

サイコロの裏面

普通のサイコロが図のように積まれています。
矢印の方から見た図はア〜エのどれでしょう?
サイコロは向かい合う目の合計が7になります。
例えば2の反対には5の面があり、足すと7になります。

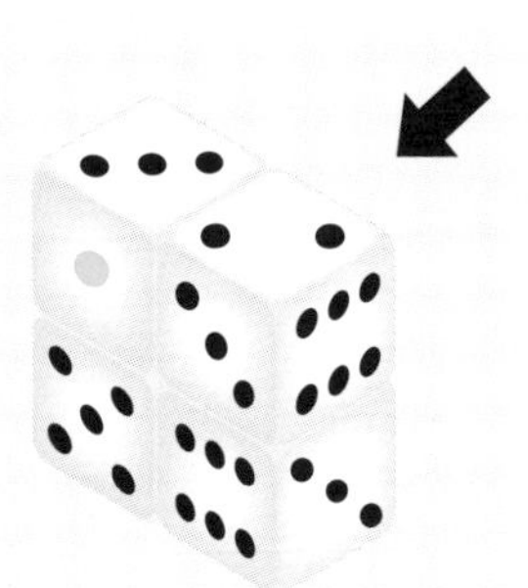

ア

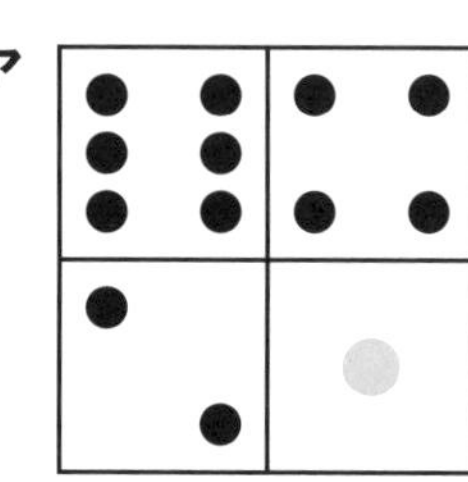

イ

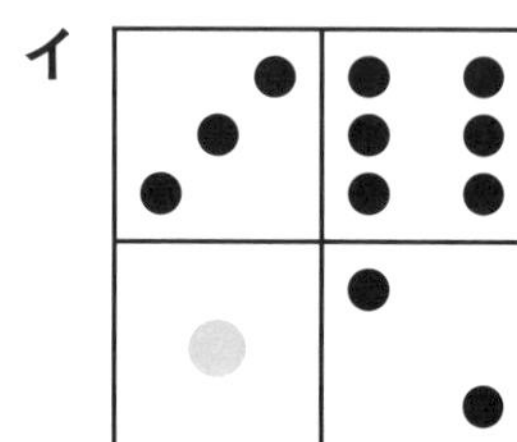

ウ

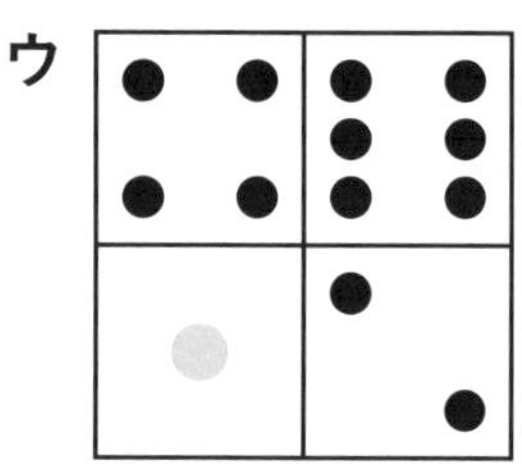

エ

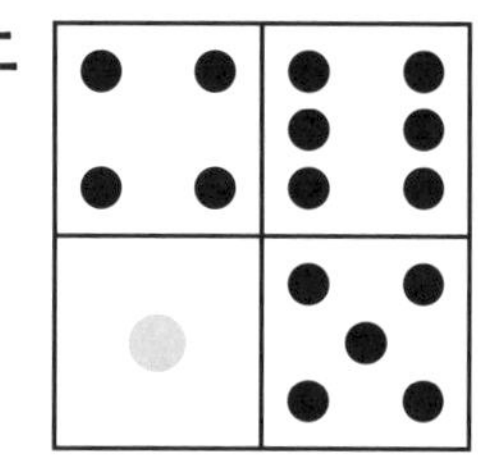

※目の向きは問いません

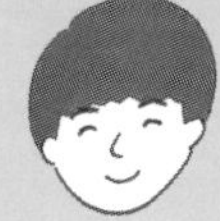

問題

3方向キューブ

同じ大きさのキューブ10個を図のようにくっつけて置きました。
真上や正面や真横のどこかの方向から見た図が、ア～エのどれかですが
このうち1つの図だけはありえない図です。
どの角度から見てもありえない図はア～エのどれでしょう?

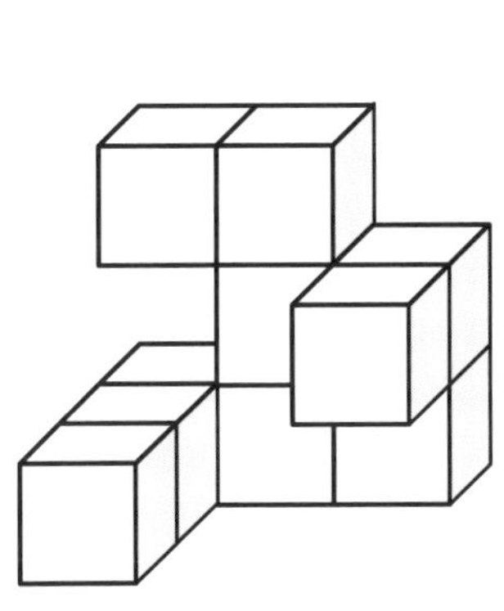

ア

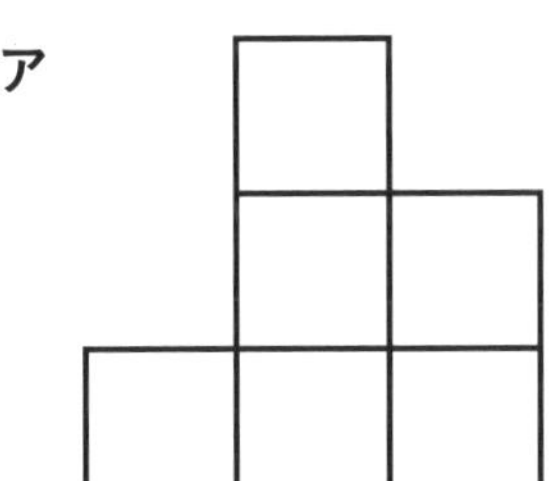

イ

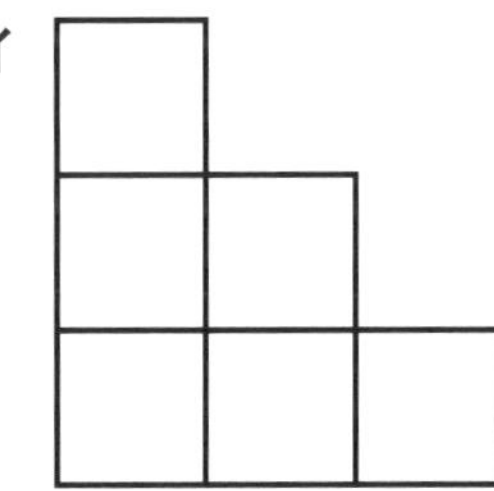

ウ

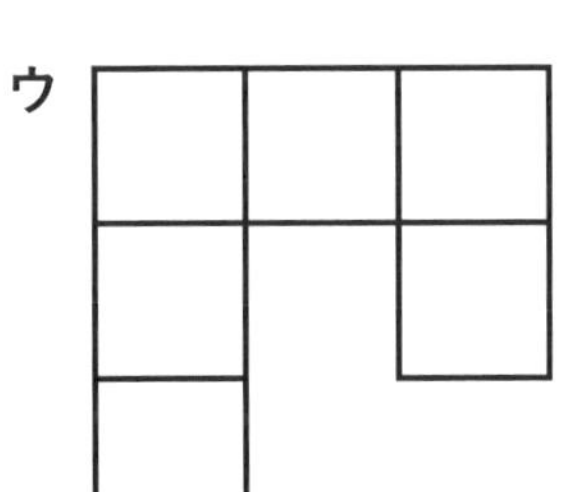

エ

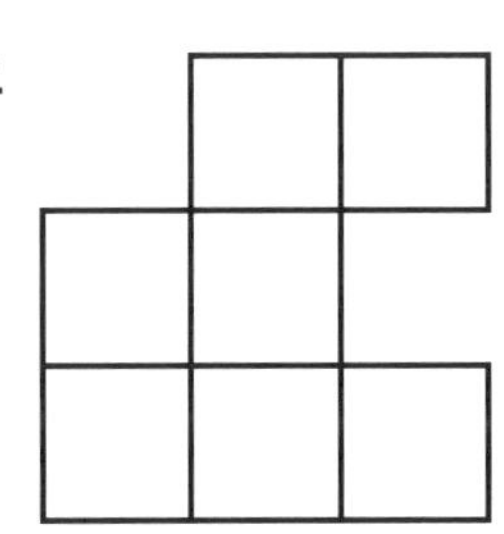

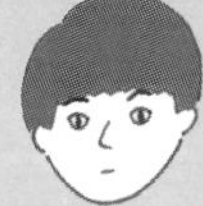

問題

文字ブロック

漢字の「年」の形をした、厚みのあるブロックがあります。
これを床に平らに寝せて置き、上下左右の4方向から
水平に見たのがア〜エの図ですが、上下左右から見たものはそれぞれ
ア〜エのどれに対応しているでしょう?

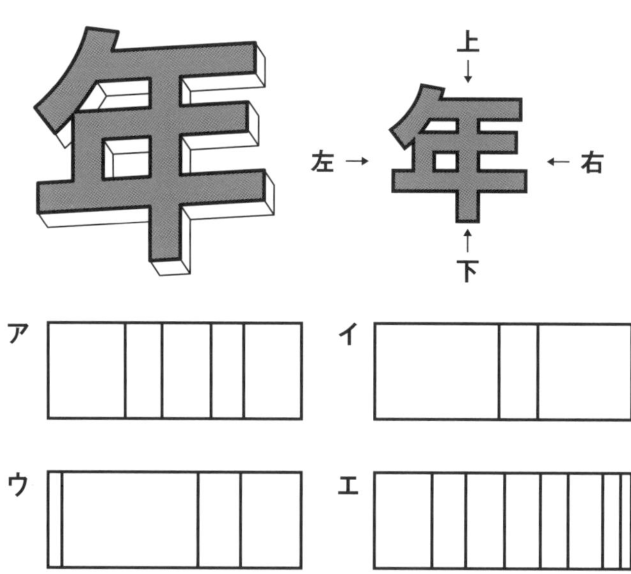

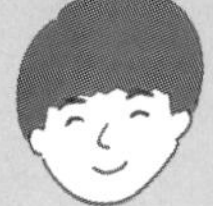

問題

合体ブロック

枠内のブロックと合体させると3×3×3の大きな立方体ができる
ブロックは、ア～エのうちのどれでしょう?
ブロックの向きは回転させて変えてもかまいません。

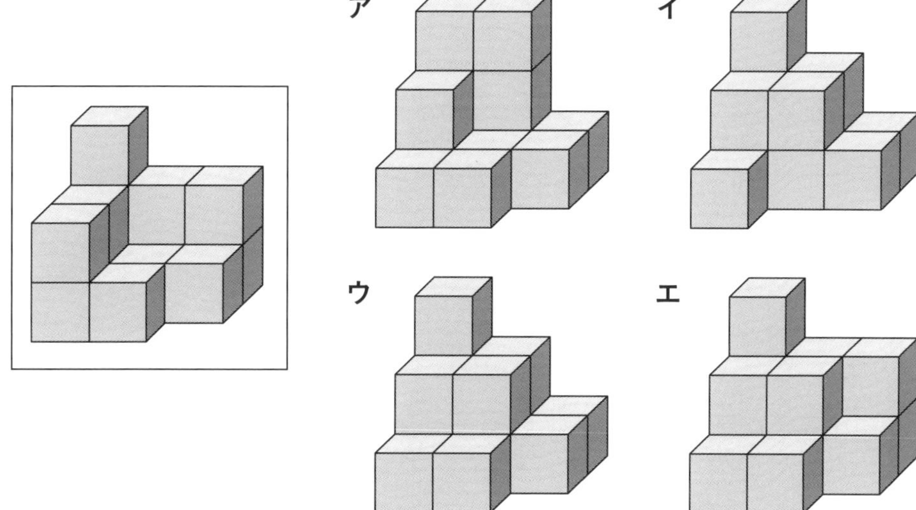

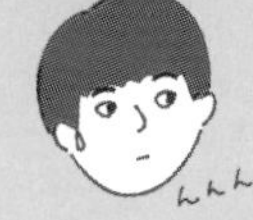

キューブの切断

辺の上にある緑の点を
すべて通る平面で立方体(キューブ)を切断します。
切断した断面はどんな形になるでしょう?

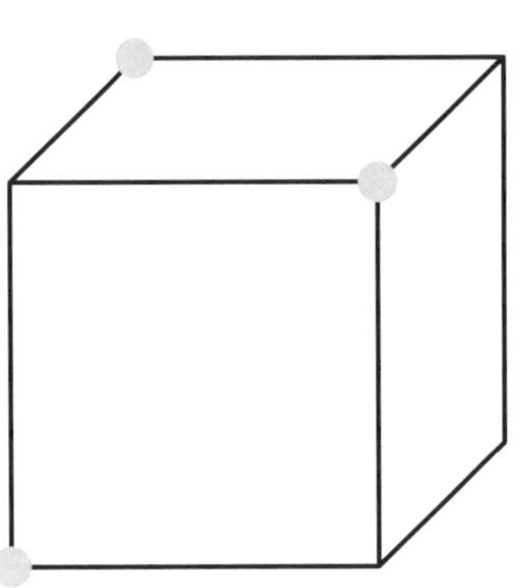

ア　正三角形 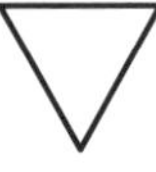

イ　正方形 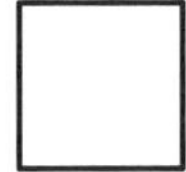

ウ　直角三角形 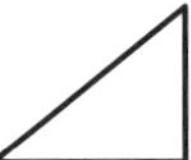

エ　ひし形 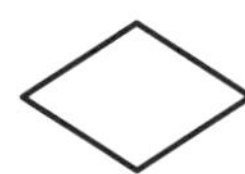

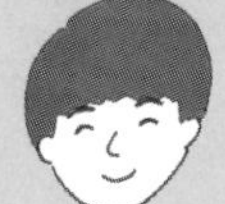

問題

サイコロ転がし

サイコロを置いてある所から滑らせないようにマスにそって
転がしていきます。ゴールに着いた時、上の面はいくつの目でしょう?
サイコロの目は、1の裏が6、2の裏が5、3の裏が4です。

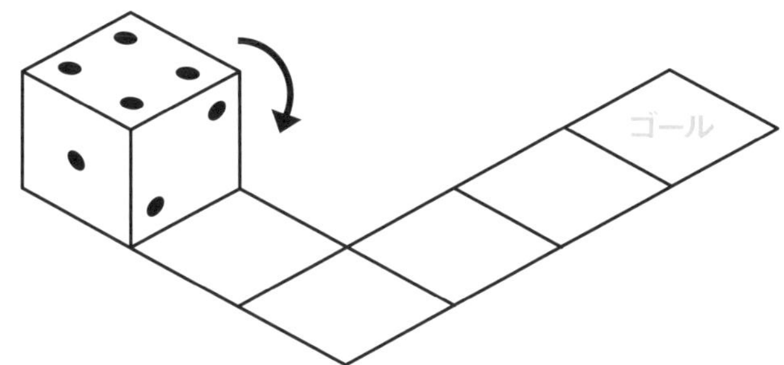

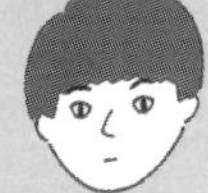

問題

点・線・面

この立体には、頂点・辺・面がそれぞれいくつあるでしょう?

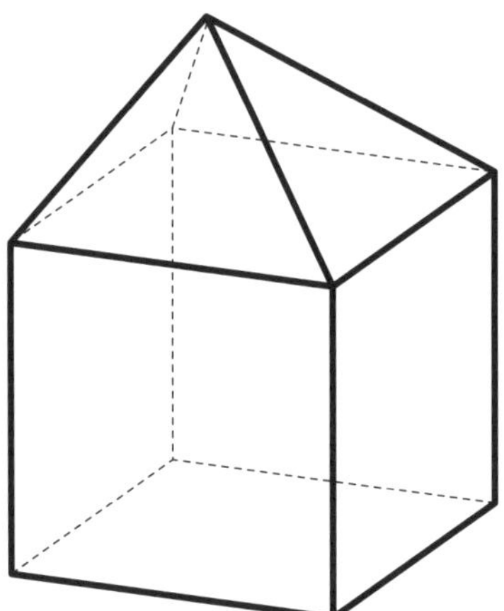

頂点

辺

面

Mental 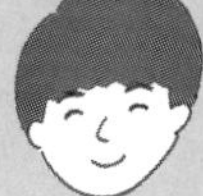 Rotation

問題

ブロック数え

同じ大きさの立方体（キューブ）が図のように積み重ねられています。
立方体はいくつあるでしょう?
見えない陰になっている所に、でっぱりや不自然なへこみはありません。

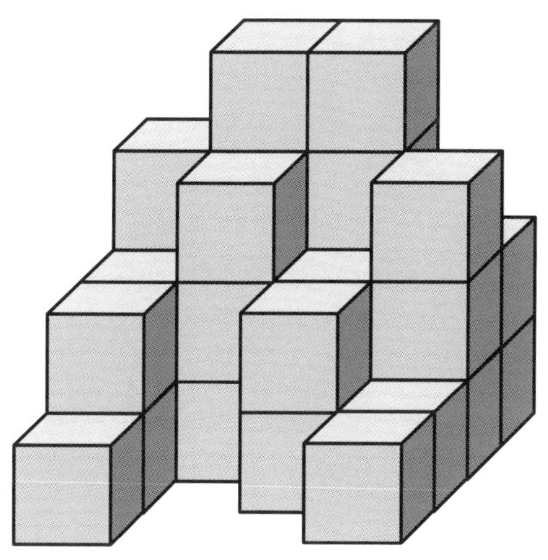

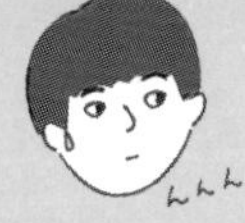

問題

立体作り

組み立てると左図の立体になる展開図はどれでしょう?
複数ありますので、すべて答えてください。穴があいたり、
面が他の面と重なったりしたものは正しい立体ではありません。

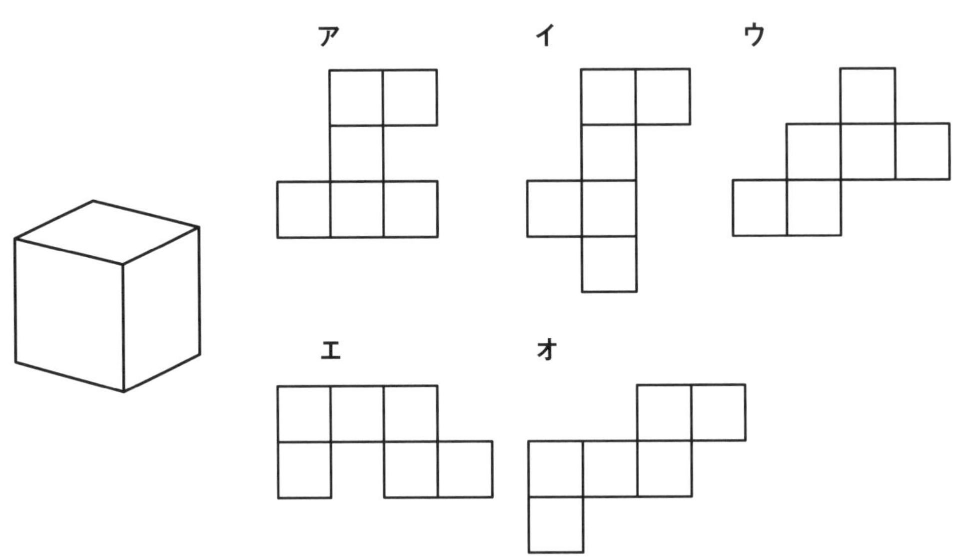

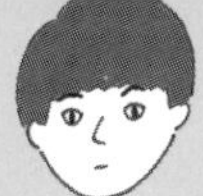

問題

立体三目並べ

白と黒の玉が縦3個×横3個で3段並んでいます。
黒い玉が一直線に3個並んでいる列は全部で何列あるでしょう?

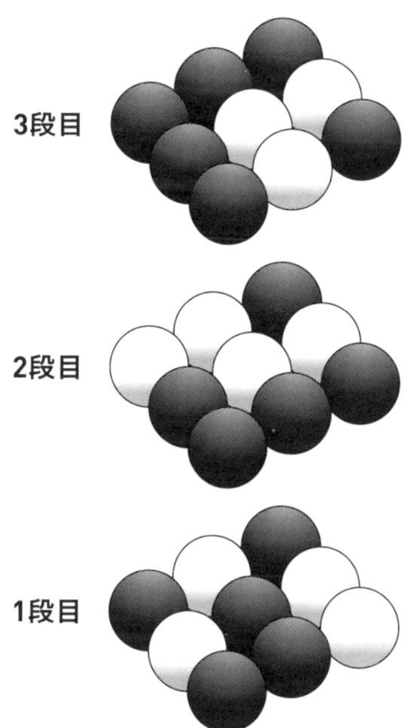

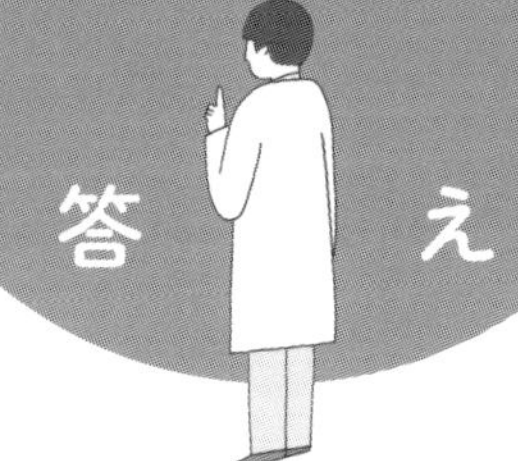

ブレスレット

D

解説

見本では濃い緑の石が2つ連続している所があります。Aはそのような箇所がないので除外されます。Cでは薄い緑の2つの石がちょうど正反対の位置にありますが、見本では少しずれた位置にあるのでCも違います。残るはBかDですが、Bは見本を少し回転させると同じ形になり、これは裏返したものにはなりません。よって正解はDです。

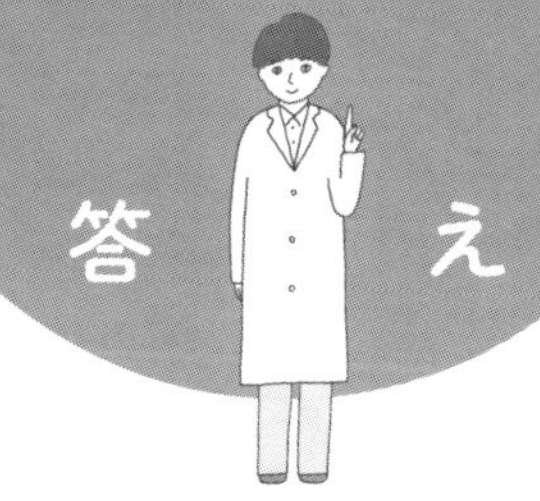

ツートン展開図

ウ

解説

どの面とどの面が向かい合う面になるかを考えると、頭の中で立方体を組み立てなくてもわかります。まず見本の展開図は、AとF、BとD、CとEが向かい合う面です。そしてAとFは両方緑、BとDは両方白、CとEは白と緑が1面ずつです。ア～エの中から、向かい合う面が「両方緑」「両方白」「白と緑が1面ずつ」をすべて含むものが正解です。

見本

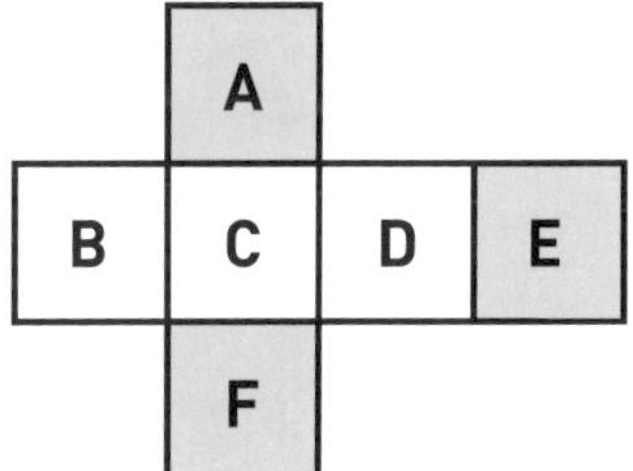

(ア) AとF：白緑、BとD：白緑：CとE：白緑
(イ) AとF：白緑、BとD：白緑、CとE：白緑
(ウ) AとF：両方白、BとD：両方緑、CとE：白緑
(エ) AとF：白緑、BとD：白緑、CとE：白緑

よってウがこの条件を満たすので、見本と同じになるのはウです。

迷路に潜入

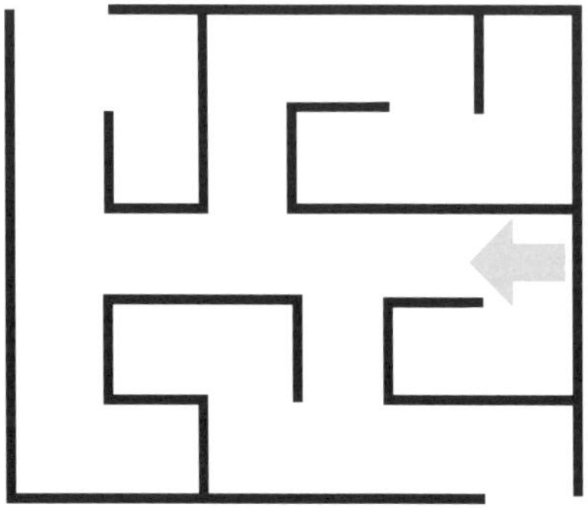

矢印の位置

解説

一番奥の突き当りがT字路状になっています。ある程度離れて見た時にT字路状になる場所は4ヶ所程度に絞られます。そしてT字路の手前に左右に曲がれる所がある場所となると、正解の箇所しかありません。

トンネル

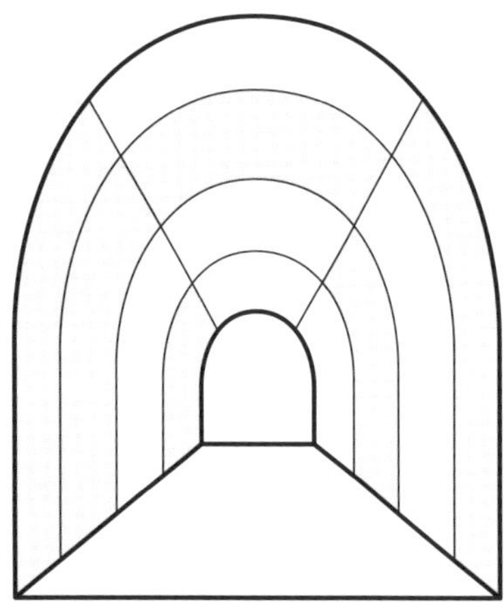

解説

反対側から見ると、鏡に映ったように見えます。まず天井ですが、鏡に映る画は上下は入れ替わらないので、床の模様が天井に来るということはありません。天井の模様は奥と手前が入れ替わります。左右の壁ですが、鏡に映る画は左右は入れ替わります。ですので、左の壁は反対側から見ると右側になり、右の壁は左側になります。そして奥と手前で模様が入れ替わります。これに基づいて色を塗ると解答の図になります。

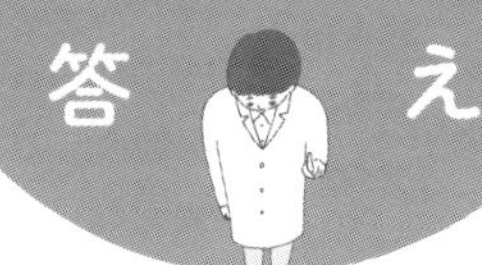

ドリル5

サイコロの裏面

ウ

解説

まず裏面に現れている数字が何かを確認しましょう。1の裏は6、3の裏は4、5の裏は2、6の裏は1です。すると裏面には6・4・2・1が隠れています。なのでここにない3と5が含まれるイとエは候補から外れます。アかウのどちらかですが、裏から見て正しい方向で置かれているのはウです。

ドリル6

3方向キューブ

ア

解説

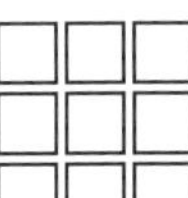

3×3のマス目を用意します。

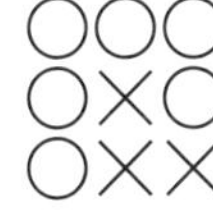

まず上から見た場合。奥行きの位置は考えず、ブロックがある列には○、ない列には×を付けていきます。これはウの形と同じなので、上から見るとウになります。

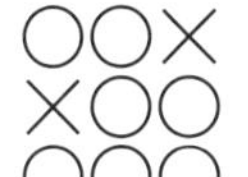

次に正面から見た場合。これはエを左右反転させたものと同じ形です。なので正面ではなく裏から真横に見るとエになります。

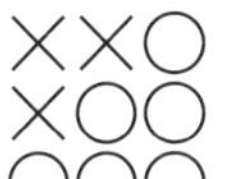

右から真横に見た場合。これはイを左右反転させたものなので、イは左から真横に見たものです。よって残ったアがありえない図とわかります。

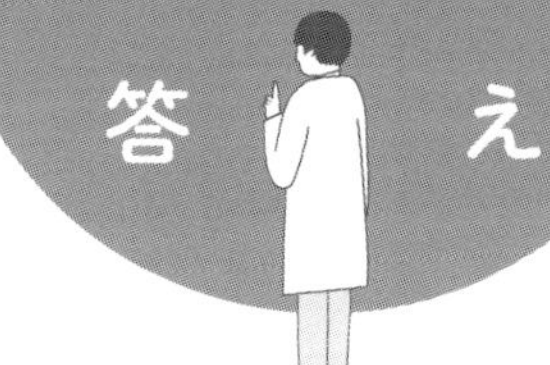

文字ブロック

上:ウ

下:イ

左:ア

右:エ

解説

でこぼこが多い所は線が多く、でこぼこが少ない所は線も少なくなります。選択肢の中ではアとエは線が多く、イとウは少ない。下から見ると一番でこぼこが少ないので、イとウのどちらかだと予想が付きますが、「年」の縦線はやや中央にあるので、ウでは中央より右に行き過ぎているので違います。下から見たものはイです。でこぼこが一番多い右から見たものは、線が一番多いエです。上と左がアかウです。左から見ると「年」の斜めの線は左に寄っています。ウだとその斜めの線の位置がおかしいので、左からみたものがア、残ったウが上から見たものです。

合体ブロック

ウ

解説

それぞれいくつの立方体からできているか、その個数を数えてみましょう。枠内の立体は14個、アは13個、イは12個、ウは13個、エは14個です。3×3×3の大きな立方体を作ると、その中に小さいな立方体は27個あります。枠内の立体は14個の立方体でできているので、27−14＝13個の立方体でできている形を選ばなくてはいけません。選択肢の中ではアとウが13個なので、このどちらかです。次に3×3×3の立方体の、ちょうど中央にある小立方体を考えます。中央にある立方体は、立体をどの向きに向けても位置が変わりません。枠内の立体は中央に立方体がありません。アも中央に立方体がなく、ウはあります。アを使うと中央のすきまを埋めることが不可能なので、正解はウの立体です。

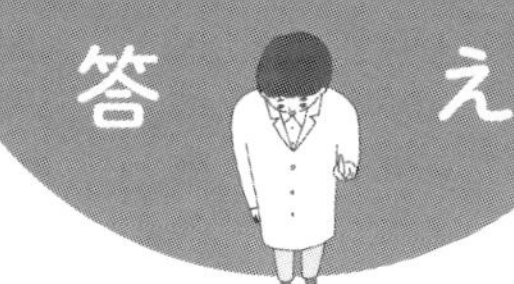

キューブの切断

ドリル9

ア

解説

3つの点を上からABCとします。AとBを結ぶ線は正方形の対角線です。AとC、BとCを結ぶ線も対角線です。紙面の上では長さが違って見えますが、すべて同じ大きさの正方形の対角線なので、この3本の直線はすべて長さが同じです。選択肢の中で3つの辺の長さがすべて同じになる図形はアの正三角形です。

サイコロ転がし

ドリル10

6

解説

スタートからサイコロを転がしていくと、6つの面の位置を覚えなくてはいけないので大変です。そこで逆転の発想です。ゴールの位置の、上の面がどこになるかを、ゴールの方から移動させて考えます。ゴールで上の面になる面は、ゴール1つ前のマスでは手前側、2つ前のマスでは底になります。このように考えていくと、その面はスタート地点に着いた時、1の反対の面と重なります。サイコロの1の裏は6(ルール文にありますね)なので、6が正解です。

答え

点・線・面

ドリル⑪

頂点9

辺16

面9

解説

立方体の上にピラミッドのようなものが付いた形と考えてみましょう。立方体の頂点は8個あり、そこにピラミッドの頂上の点が加わるので頂点は8+1=9個です。立方体の辺は12本あり（これはがんばって数えてください）、そこにピラミッドの斜めの辺4本が加わります。辺は12+4=16本です。立方体の面は6面あり、そこにピラミッドの上の面が4面加わりますが、立方体の面のうち上面はピラミッドによって隠されてしまいます。よって面の数は6+4−1=9面です。

ブロック数え

ドリル⑫

30個

解説

色々な数え方がありますが、やみくもに数えると抜けや重複が発生してしまいます。高さごとに分けて考えてみましょう。一番高く積まれている列は縦に4個積まれた列です。4個積まれた列は2列あり、そのブロックの合計は4×2=8個です。3個積まれた列は3列で、合計は3×3=9個。2個積まれた列は5列で、合計は2×5=10個。1個積まれた列は3列で、合計は1×3=3個。よってブロックは全部で8+9+10+3=30個あります。

答え

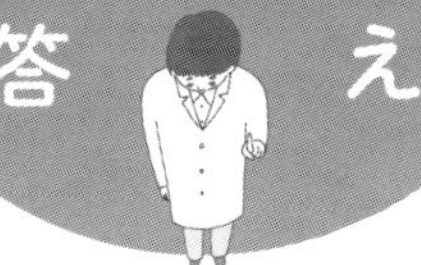

ドリル13

立体作り

イ・ウ・オ

解説

	A	B
	C	
D	E	F

A	B	C	
D		E	F

アの展開図は、折っていくとBとFの面が重なってしまいます。面が他の面と重なると見本のような立方体を構成する面が足りなくなってしまうので、面が重なる展開図では立方体は作れません。同様にエの展開図も、DとEの面が重なってしまいます。イ、ウ、オの展開図は重なる面がないので、正解はこの3つです。実際に紙を切って展開図を作って確かめてみるのもよいでしょう。

ドリル14

立体三目並べ

9列

解説

まず各段の3目並んでいる列を見つけましょう。すると、1、2、3、4の4列が見つかります。次にまっすぐ縦に3つ並んでいる列を見つけましょう。8、9の2列が3目並んでいます。そして少し見つけづらいですが、縦方向で斜めに3つ並んでいる列を確認しましょう。3列が3目並んでいます。4+2+3=9列が正解です。

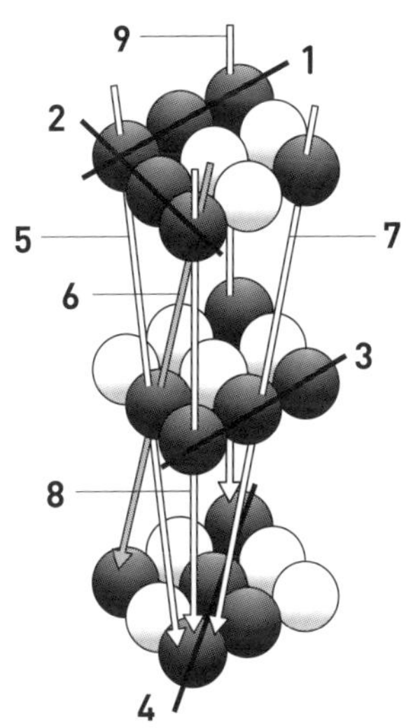

立体の回転

日常生活で鍛える方法

1. 左右逆の鏡像文字を紙に書く
2. 限られた数の積み木ピースでできるだけ多くの物体を作る
3. 空き箱の一部をナイフで切り取って展開してみる
4. 割り箸にいろいろな形状の紙を挟んで、高速で軸回転させてみる

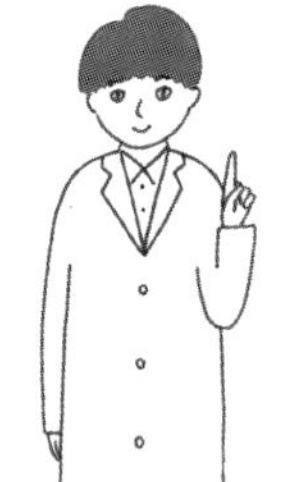

超初級

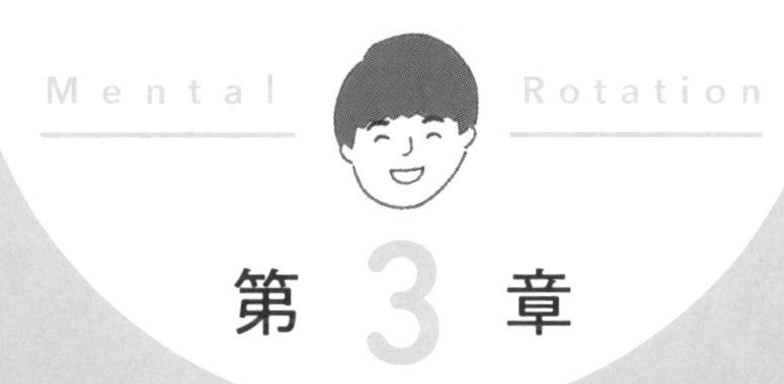

第3章

あたまの回転

例題 鏡に映る漢字

鏡に映した漢字が並んでいますが、このうち2つは間違った漢字です。
それはどれとどれでしょう?

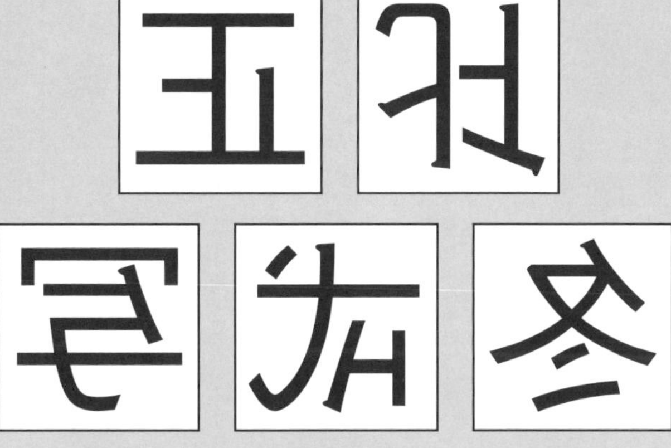

答え

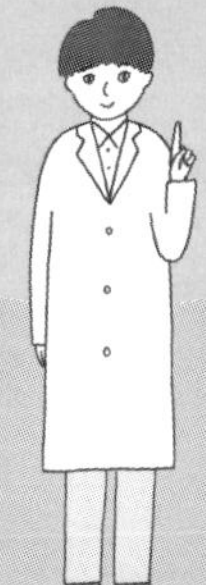

比（比） 式（式）

解説

5つの漢字は正、比、写、式、冬です。正しいかどうかはさておき、鏡文字でも元の漢字が何かは意外とわかると思います。元の漢字が何かを確認したうえで、何か違和感がある文字に注目していくとよいでしょう。すると比の「ヒ」が上下逆、式の「エ」が回転していることに気が付きます。正解は比と式の2つです。

あたまの回転のポイント

ヒントは、鏡に映ると左右が反転すること。
イメージがわかないときは、
鏡に左右どちらかウィンクした自分の顔や、
腕や手を左右で変化させた全身を映して
感覚をつかんでから。

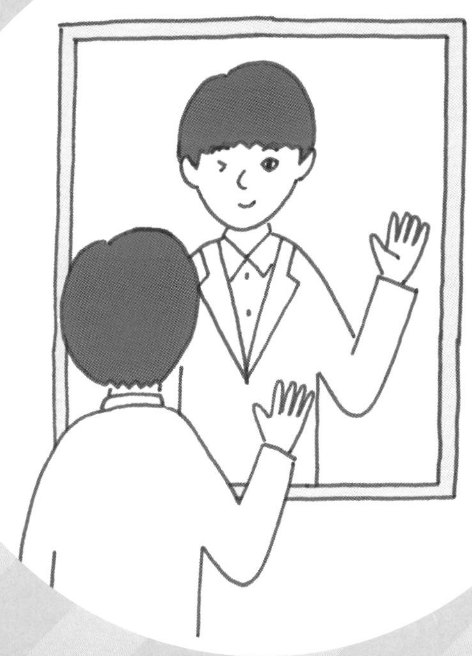

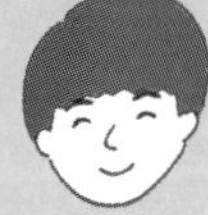

問題

鏡に映る漢字

鏡に映した漢字が並んでいますが、このうち2つは間違った漢字です。
それはどれとどれでしょう?

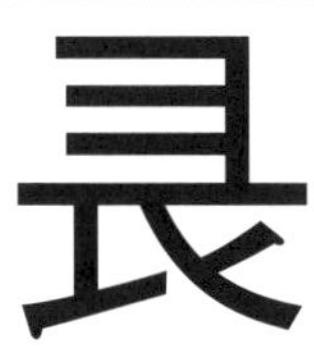
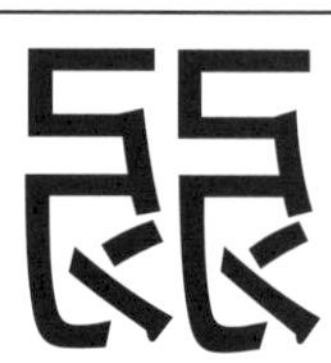
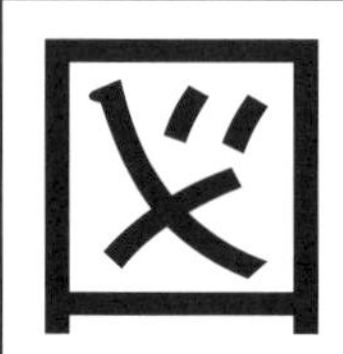
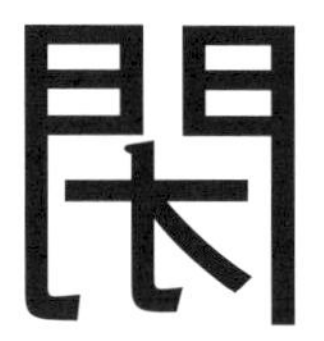
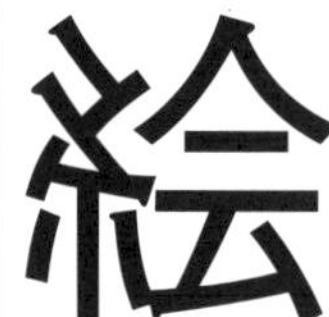
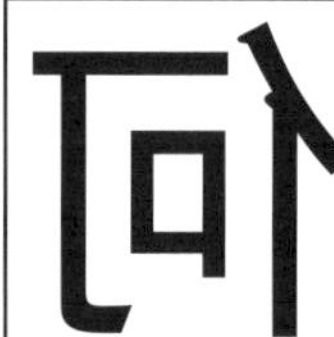

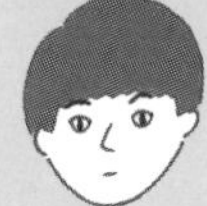

Mental Rotation

問題

中級

鏡に映る漢字

鏡に映した漢字が並んでいますが、このうち2つは間違った漢字です。
それはどれとどれでしょう？

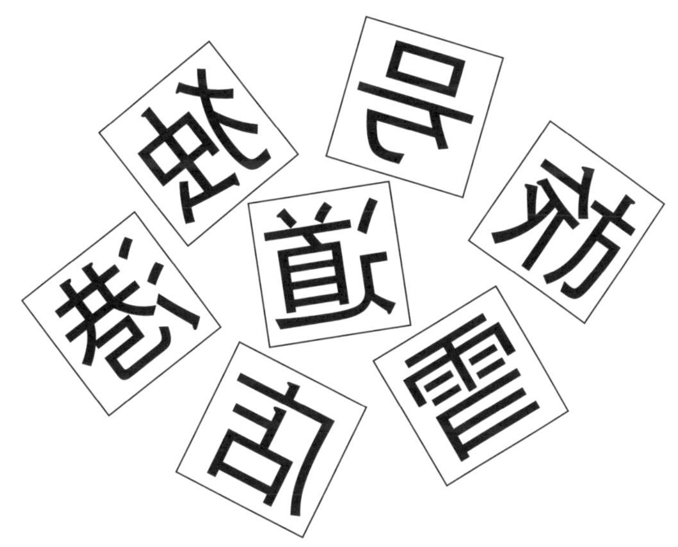

答え

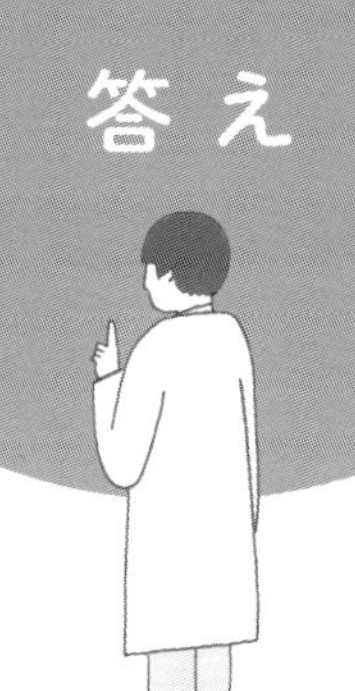

長（長） 絵（絵）

鏡に映る漢字

解説

6つの漢字は長、弱、図、閉、絵、何です。鏡に映った文字なのですが、反転しておらず向きが正しい部分があればそれは鏡に映っているということと矛盾しています。なので題意とは逆に、正しい向きのところを探してみましょう。長の下半分と絵の「会」が正しい向きになっています。よって正解は長と絵の2つです。

答え

中級

旀（旅）　㳥（港）

鏡に映る漢字

解説

パネルの向きが傾いてますが、まずは元の漢字が何かを確認しましょう。7つの漢字は独、号、旅、港、道、店、雪です。先ほどの問題と同じように正しい向きの部分を探します。旅の「方」と、すこし見つけづらいですが港の「己」が正しい向きです。よって正解は旅と港の2つです。

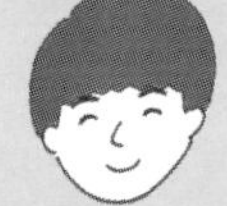

問題

ばらまきトランプ

ハートのA～7の、7枚のトランプを図のように置きました。
右下にある裏返しのトランプはどのカードでしょう?

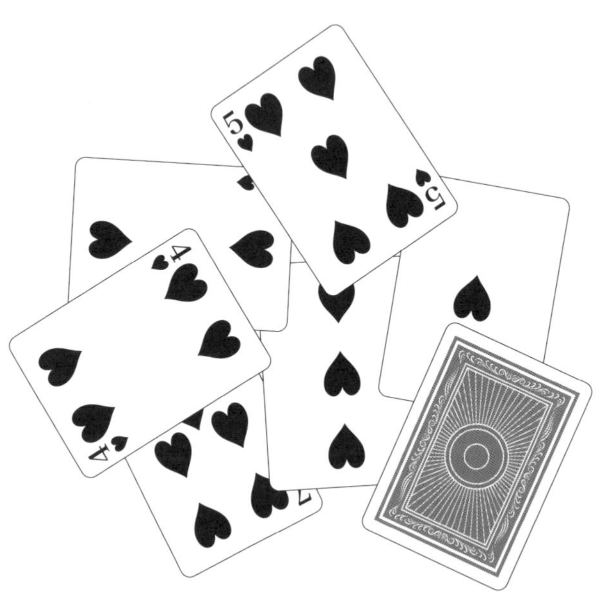

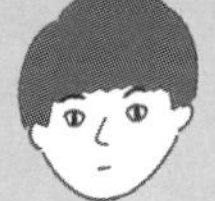

問題

リングの重なり

10本のリングが図のように重なっています。
このうち2本のリングだけは鎖状につながっています。
どれとどれがつながっているでしょう?

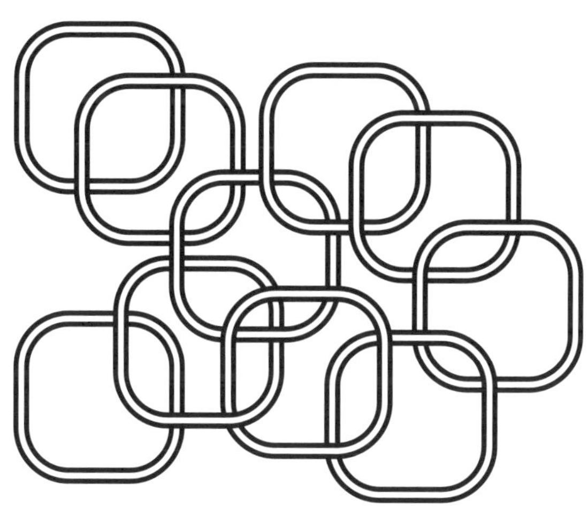

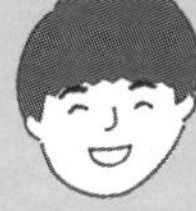

問題

折れ線ペア

折れ曲がった4本の線が図のように書いてあります。
4本のうち2本の線は長さが同じです。その2本はどれとどれでしょう?

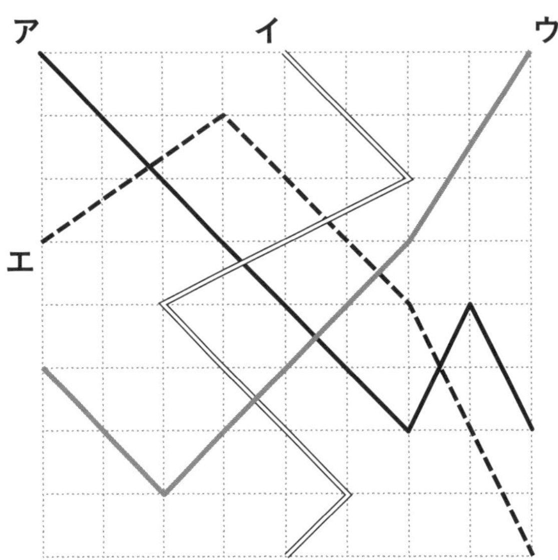

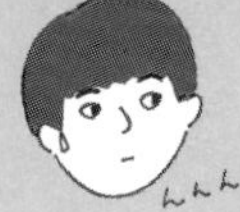

問題

ちぐはぐ矢印

矢印が指す方向と、中に書いてある文字が一致している矢印は
全部でいくつあるでしょう?

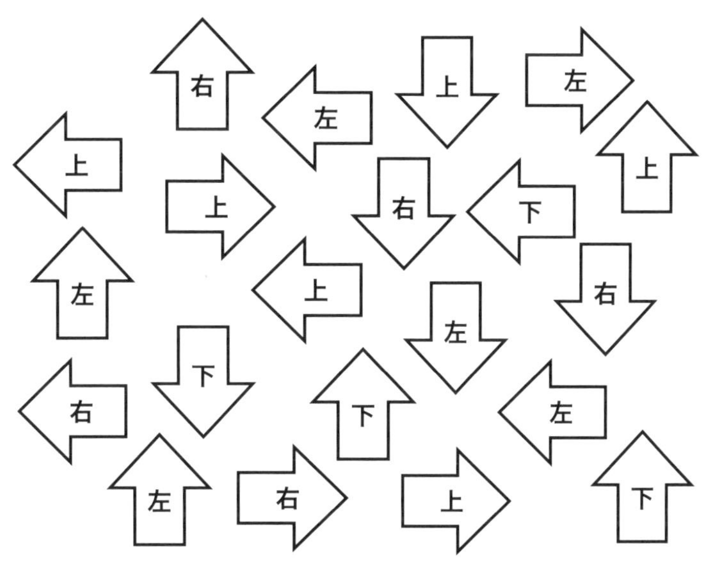

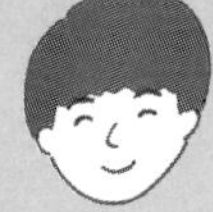

問題

ひらがなターン

例のように「裏」と書いてあるものは裏返しに、矢印と
角度が書いてあるものは矢印の向きに角度分だけ回転させます。
両方あるものは裏返しと回転の両方をさせます。
そうすると①と②それぞれで言葉ができます。そこ言葉は何でしょう?

例

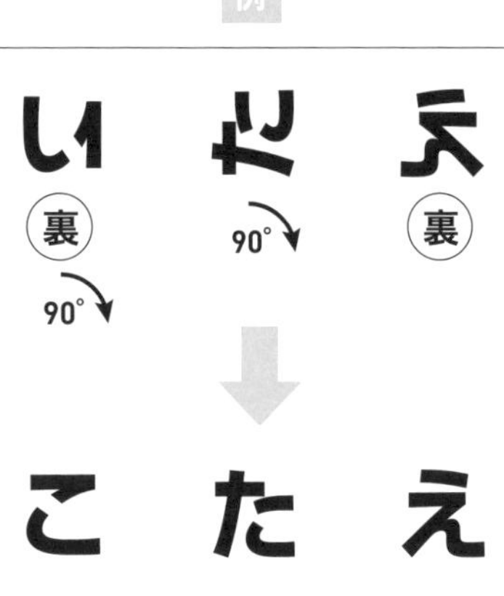

①

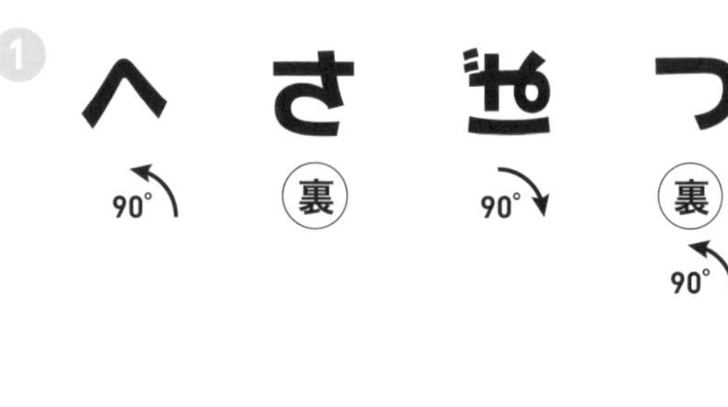

②

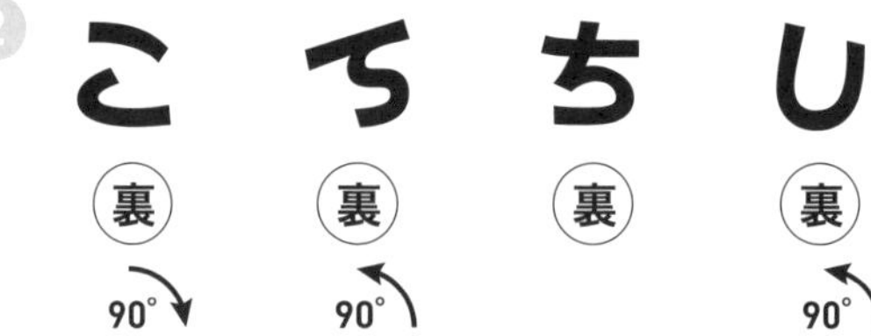

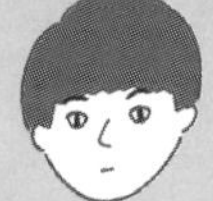

問題

ばらまきデジタル数字

1～9のデジタル数字が書かれたカードを図のように置きました。
右下の裏返しのカードに書いてある数字は何でしょう?

デジタル数字の見本

12345
6789

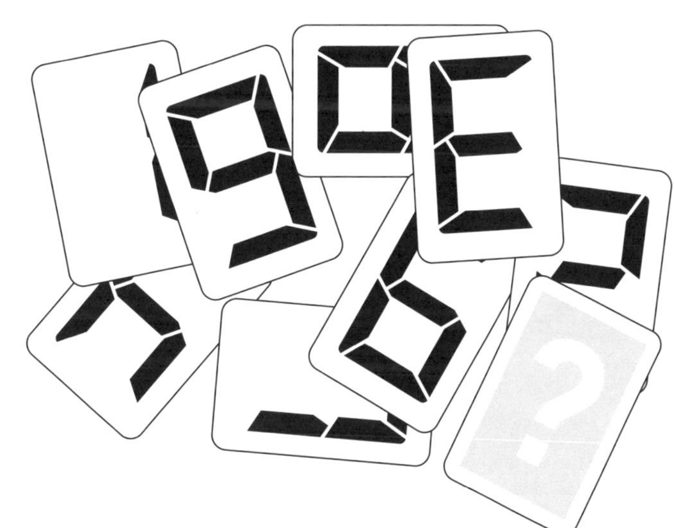

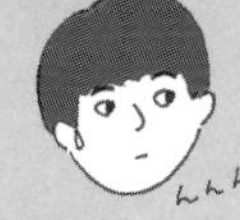

問題

裏返し時計

時計が鏡に映っています。
それぞれ何時何分を指した時計でしょう?

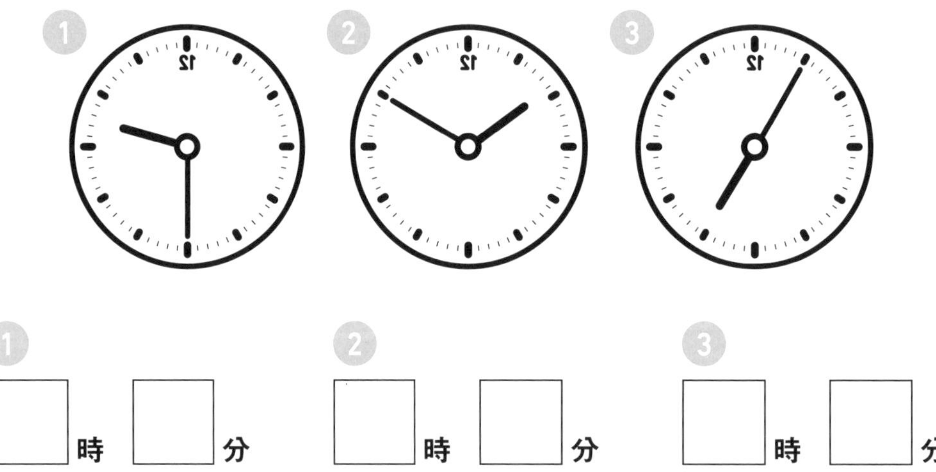

① □時 □分

② □時 □分

③ □時 □分

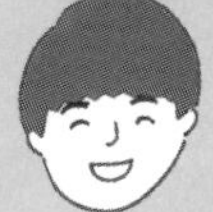

くるくるロボット①

ロボットをいろいろな向きで90度ずつ回転させます。
番号の回転軸の順に回すと、
ロボットはどんな向きになっているでしょう?

※ロボットの初期状態は、例の図のように正面をまっすぐ向いた状態です

回し方の例

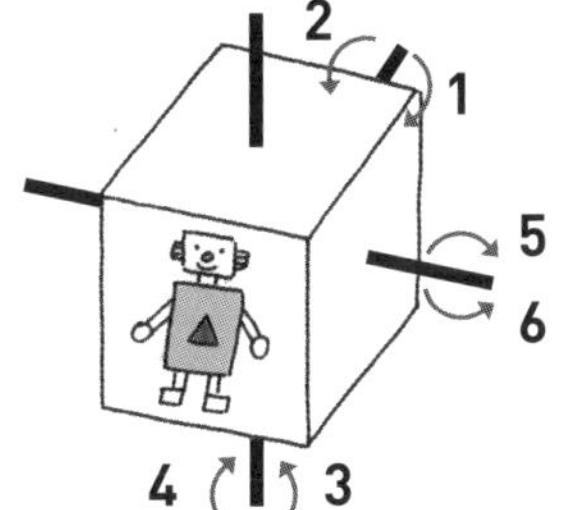

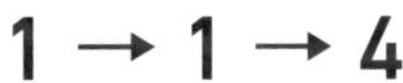

ア

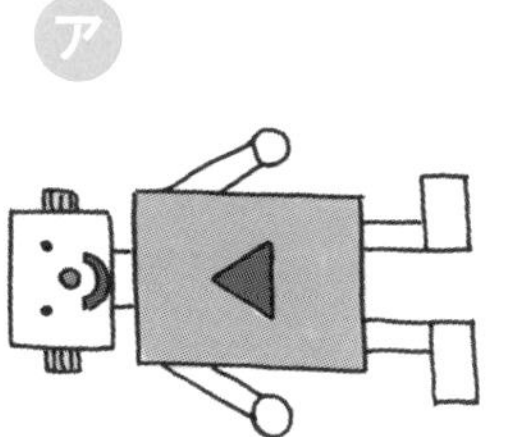

イ

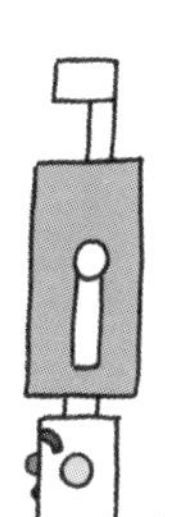

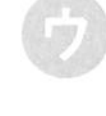

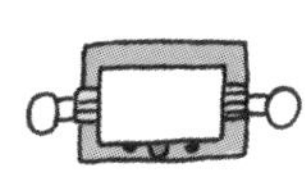

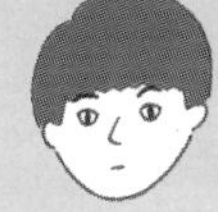

問題

くるくるロボット②

ロボットをいろいろな向きで90度ずつ回転させます。
番号の回転軸の順に回すと、
ロボットはどんな向きになっているでしょう?

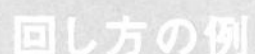

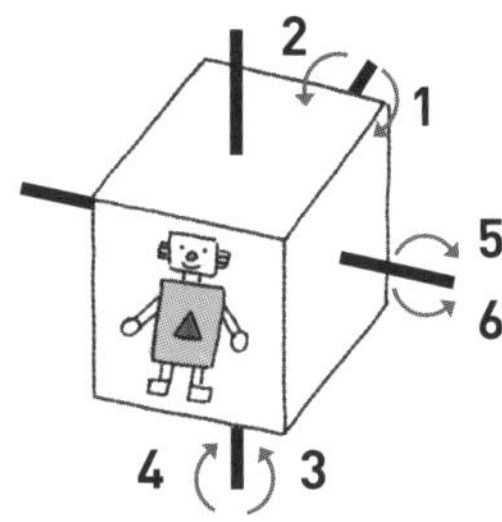

ア

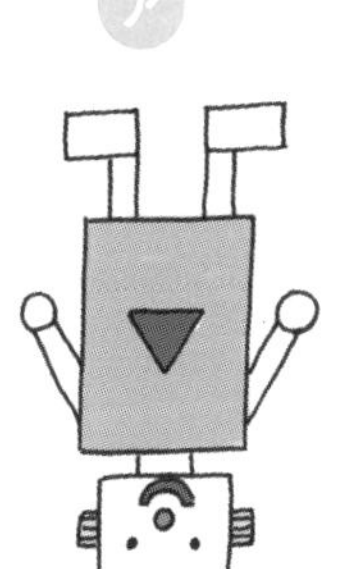

イ

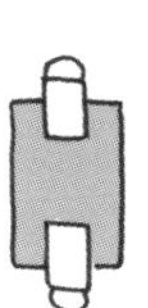

ウ

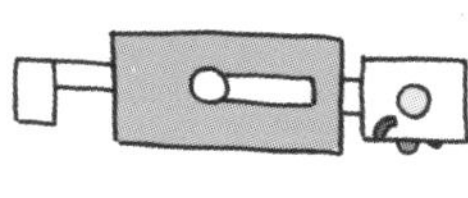

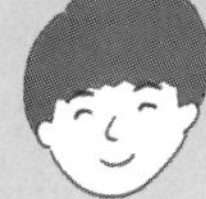

問題

ドット打ち

お手本と同じ配置になるように、マスをいくつか黒く塗ってください。
塗るための盤面はすでに何マスか塗られていますので、
それを手がかりにして足りない部分を塗りましょう。
ただし盤面の向きは変わっていますので注意してください。

お手本

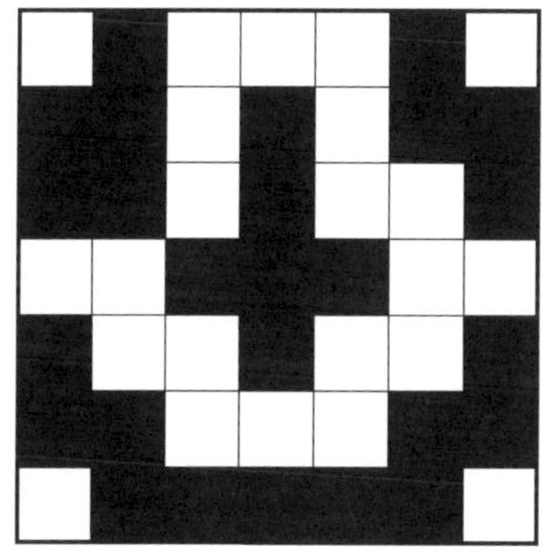

反時計周りに
90度回転

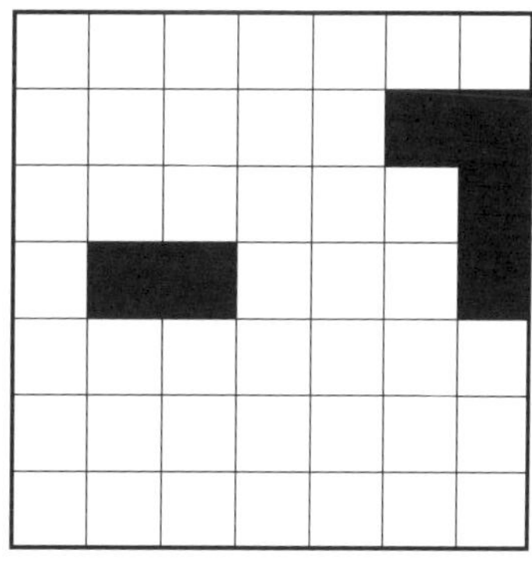

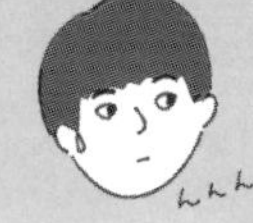

問題

鏡の前のザリガニ

ザリガニが鏡を見ています。
鏡に映った像はどれでしょう?

元のザリガニ

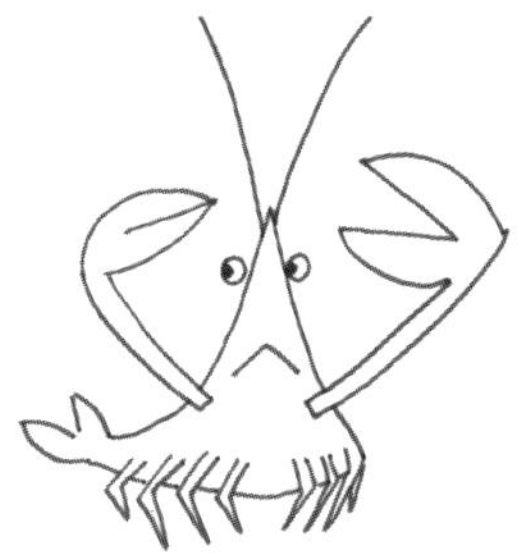

ア

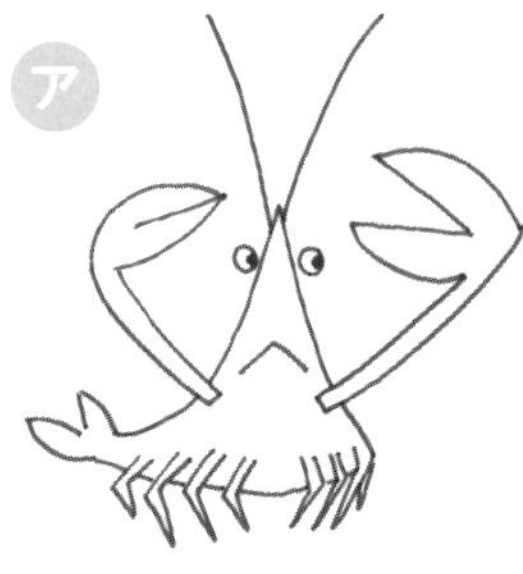

イ

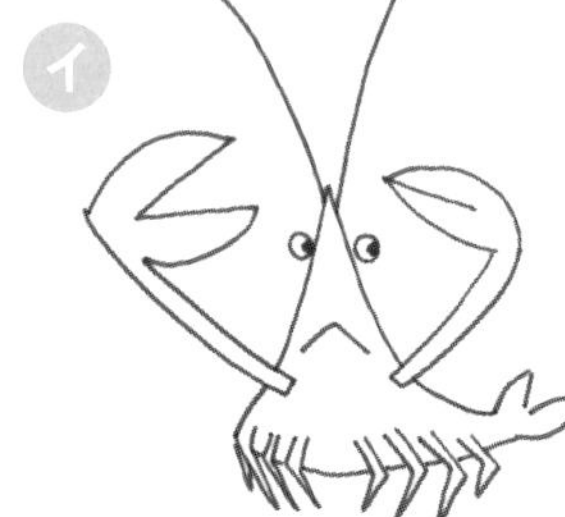

ウ

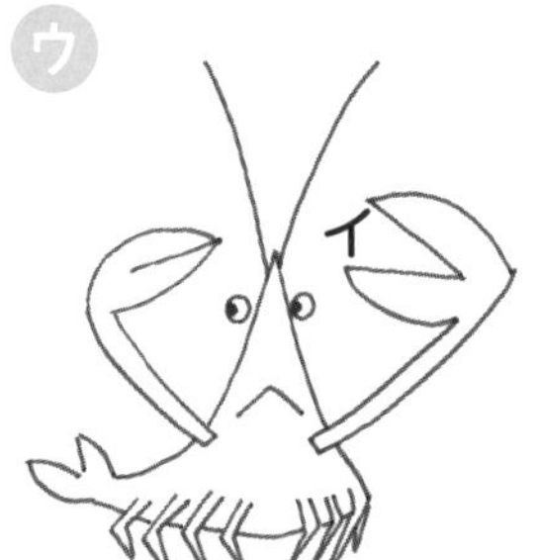

エ

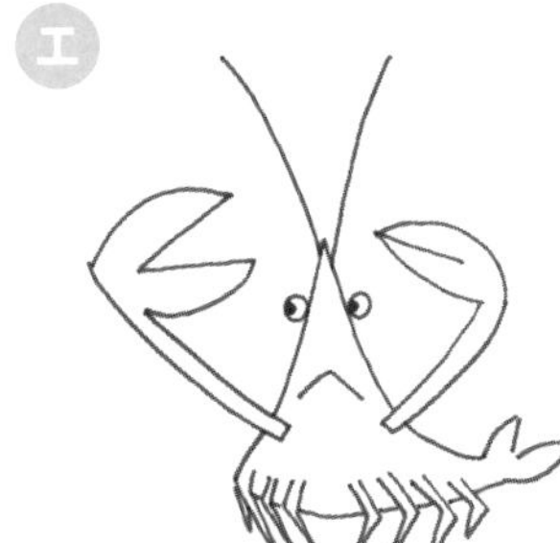

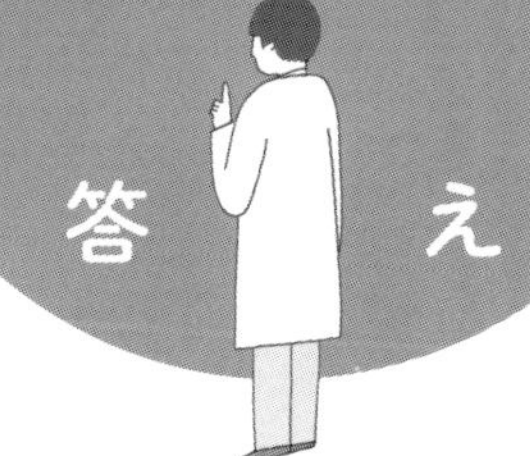

ばらまきトランプ

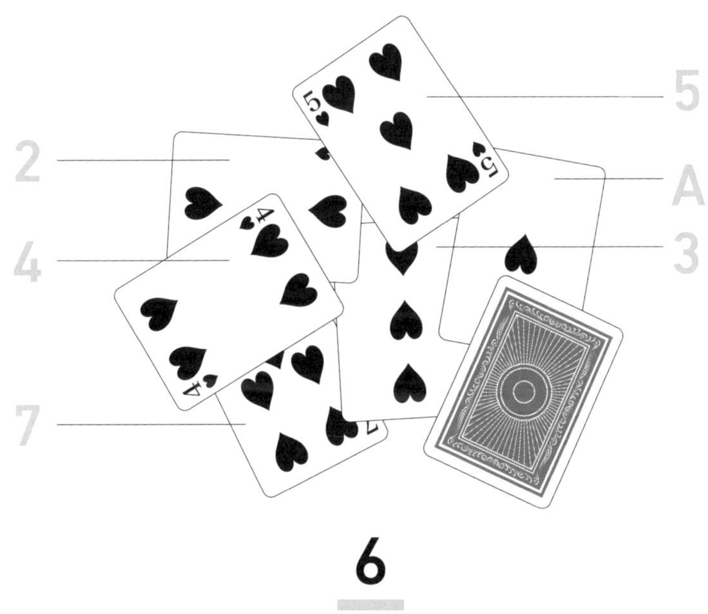

6

解説

まず4と5はカード全体が見えているので、裏返しのカードではありません。5の右下にあるのは、ハートの個数からA（1）だとわかります。4の右下のカードはハートが5個見えているので、6か7のどちらかですが、直線的な数字が見えているのでこれは7です。見えているハートの個数から2と3のカードもわかり、裏返しのカードは残った6のカードであるとわかります。

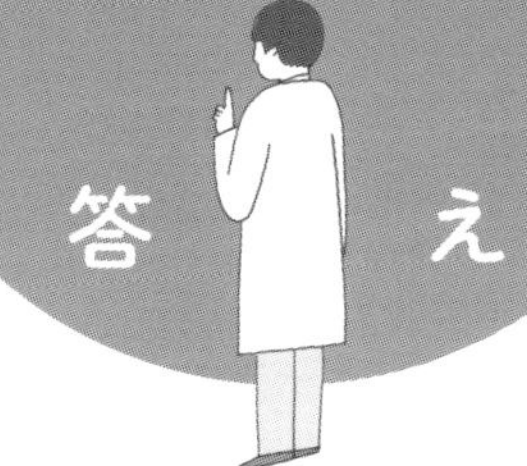

リングの重なり

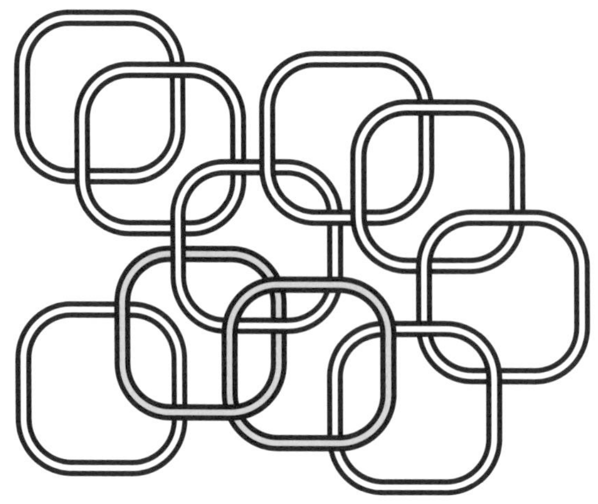

図の色のついた2本

解説

たくさんのリングが重なっているので難しそうですが、大事なのは隣り合う2つのリングの重なりだけです。隣り合う2つのリングの重なる部分だけを見て、そこが鎖状になっているかどうかをチェックしましょう。そうすると中央下部の2つのリングに鎖状の所を見つけられると思います。

答 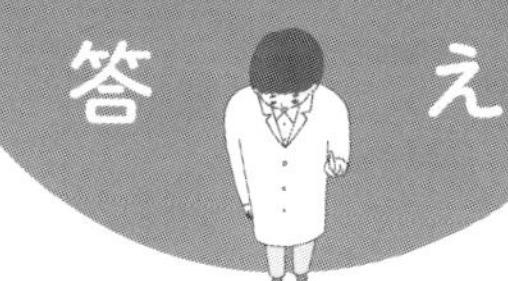 え

ドリル③

折れ線ペア

アとイ

解説

実際に長さを計算しようとすると、数学でいうところのルートの計算が必要になり大変です。見やすさのために方眼状に引かれている点線を基準にして、どの線とどの線が同じ長さなのかを分けて考えます。

（ア）「1×1マスに入る斜め線」6本「1×2マスに入る斜め線」2本
（イ）「1×1マスに入る斜め線」6本「1×2マスに入る斜め線」2本
（ウ）「1×1マスに入る斜め線」6本「2×3マスに入る斜め線」1本
（エ）「1×1マスに入る斜め線」3本「1×2マスに入る斜め線」2本
「2×3マスに入る斜め線」1本

この中でまったく同じ組み合わせになるのはアとイなのでそのペアが正解です。

ドリル④

ちぐはぐ矢印

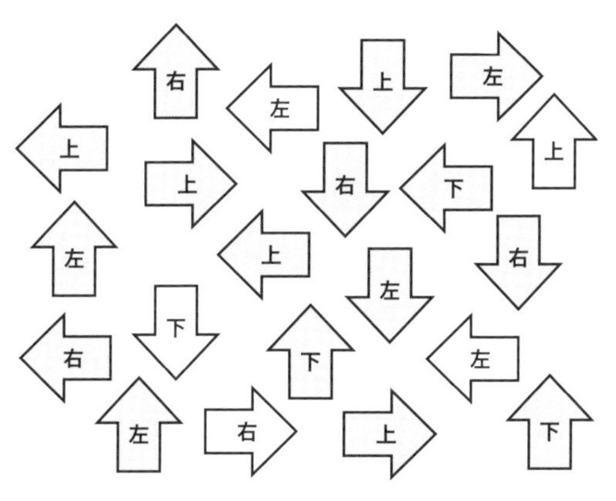

5個

解説

特定の向きを決めて（例えばまずは上向きの矢印だけをチェックする）、4通りのチェックをすると漏れがなく確認できるでしょう。上や下は比較的間違いにくいですが、左と右はうっかり間違うことが多いので注意しましょう。

ひらがなターン

①くちばし

②いんさつ

解説

例で使われている「た」や「え」、①の「ば」などは向きが変わっても似ている文字はないのでそこまで混乱しないでしょう。しかし回転させたり裏返したりすると形が似る文字はあります。この問題で使われているものでは「い」と「こ」、「く」と「へ」、「さ」と「ち」、「し」と「つ」、「て」と「ん」がそうです。見えている通りの形に惑わされないように、丁寧に回転や裏返しをして元の言葉を導いてください。

ばらまきデジタル数字

5

解説

まず一番上に見えている9と3（上下逆）が除外されます。3の下にあるものは6です。6と9は上下逆にすると同じ形ですが、この問題では裏返しのカードが何かが大事なので、6と9の位置は入れ替えてもかまいません。9と3の間にあるカードには四角い部分があります。デジタル数字の中で四角を含むのは6・8・9ですが、6と9はすでにあるのでこれは残りの8です。9の左にあるカードは、短い横線がまったくないので1です。6の下にあるカードは中央の横線が無く縦線2本があります。これにあてはまるのは1・7ですが、1は他にあるので7です。残るは2・4・5です。9の左下にあるのは4です。裏返しのカードの上にあるのは2か5ですが、5の場合、鏡像にしないとこのようには見えません。よって裏返しの上にあるのは2で、残った5が裏返っているカードに書かれています。

答え

ドリル⑦

裏返し時計

①2時30分

②10時10分

③4時55分

解説

長針は太い目盛りぴったりを指しているので、まずはわかりやすい分から考えましょう。1問目は、12の真下を長針が指しているので30分。短針は鏡に映すとこれと左右対称の位置にきます。その絵を思い浮かべると、時計の文字盤でいうところの2と3の間に来ます。よって1問目は2時30分です。12や6を指す場合はそのまま考えてよいですが、それ以外の所を指す場合は、左右対称の位置に針を動かしてから考えましょう。同様に考えて2問目は10時10分、3問目は4時55分になります。

ドリル⑧

くるくるロボット①

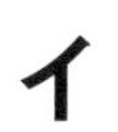

イ

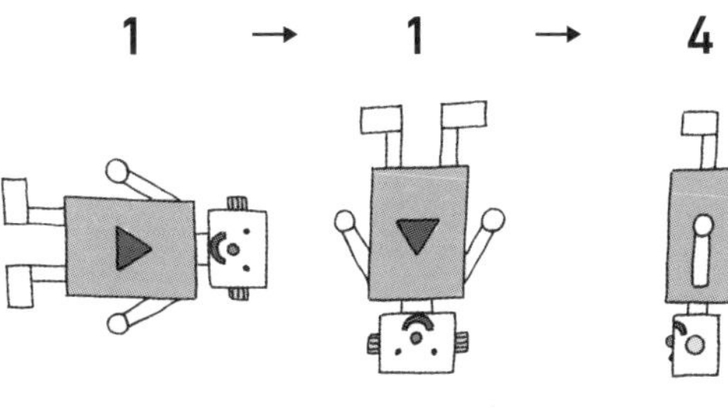

解説

まず1の方向に2回連続で回転させます。回転は1回で90度なので、2回連続で180度回転します。1の方向で180度回転するとロボットは上下逆（逆立ちしたような向き）になります。この状態で4の向きに90度回転させると、左を向きます。選択肢の中でそのような図はイになります。

答え

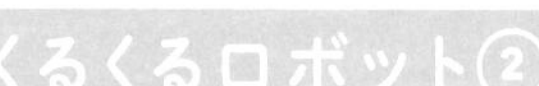

くるくるロボット②

ア

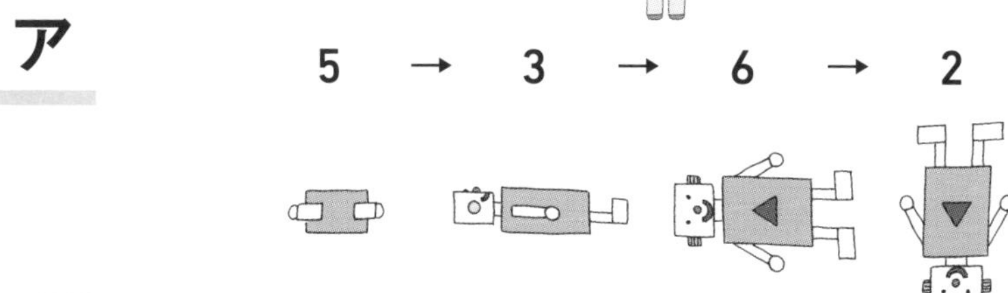

解説

1回ずつどのような向きになるかを丁寧に考えなければいけません。まず5の向きに90度回転させると、頭を奥にして寝た形になります。そこから3の向きに90度回転させると頭が左に来て、6の向きに90度回転させるとこちらを向きます。最後に2の向きに90度回転させると、逆立ちしたような向きになります。正解はアです。

ドット打ち

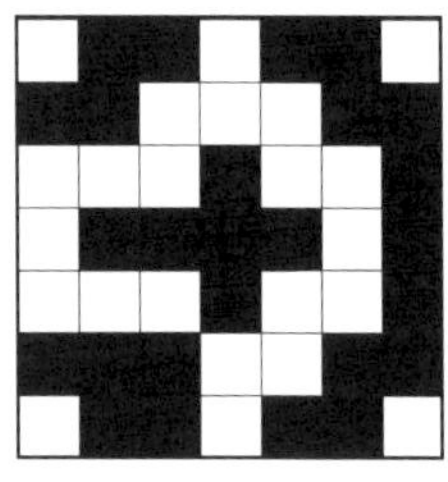

解説

元の図の特徴をまずは把握しましょう。中央に逆向きの十字架のような形があり、その下に口のような長い線、上の角には目のようなパーツがあって顔のようです。目の部分は片方が1マス分多く黒くなっていて、全体では1マスだけ左右対称になっていません。反時計回りに90度回転させた盤面ですでに塗られている黒い部分のうち、右上のかぎ状の部分は先ほどの「口」の部分にあたります。中央左の2マスの黒い部分は「十字架」の部分にあたります。まずこの2つのパーツを塗って、残る「目」の部分を塗って完成です。

ドリル⑪

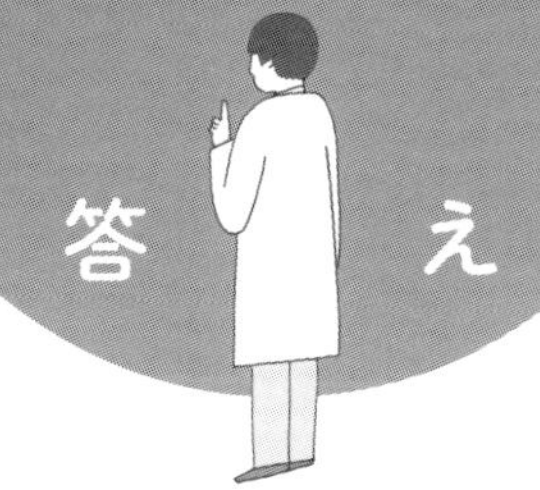

鏡の前のザリガニ

イ

解説

まず大きな違いがしっぽの向きです。アとウは元のザリガニと同じ向きです。鏡に映ると左右が逆になるので、しっぽが同じ向きになっているアとウは違います。イとエで異なるのは黒目の向きです。元のザリガニはしっぽの方を黒目が見ているので、正解はイです。

あたまの回転

日常生活で鍛える方法

1 鏡に映した時計を読む

2 スマホの自撮りモードの自分を見ながら髪の毛をセットしてみる

3 手影絵を作ってみる。光源が複数あるとなおベター

4 相手に向かって空中文字を書いて伝える

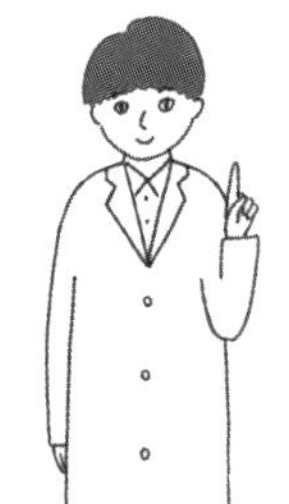

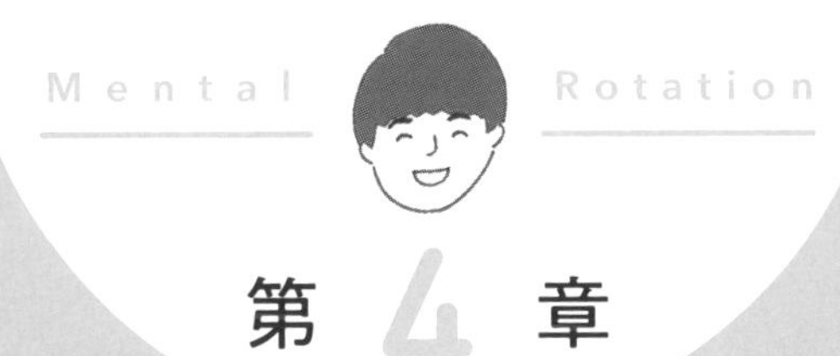

第4章

こころの回転

例題 上から横から

ブロックが図のような形で積まれています。
矢印の方向（真上・真横）から見た図はそれぞれA～Fのどれでしょう?

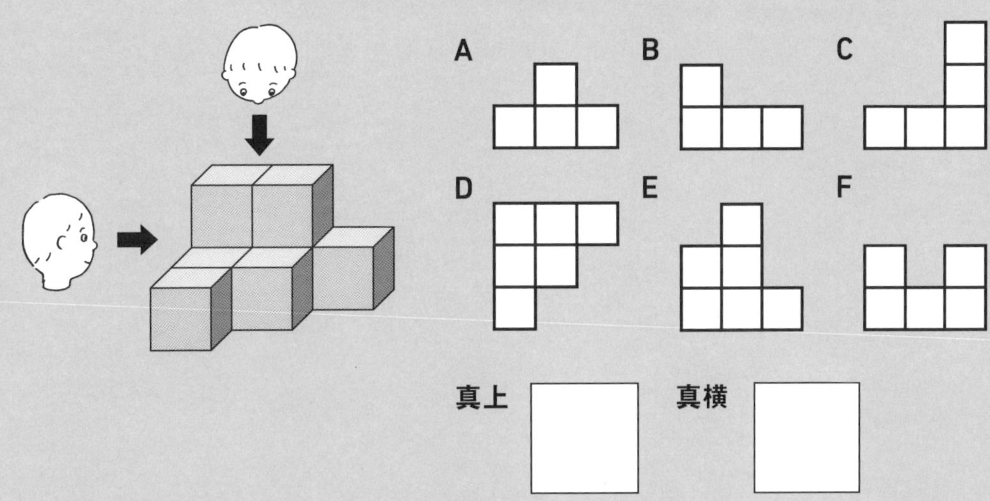

答え

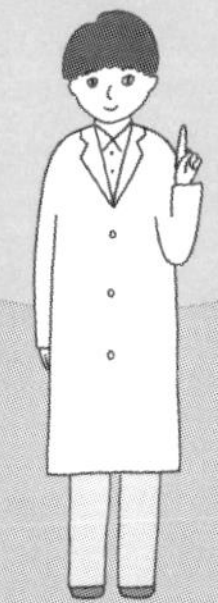

真上D　真横B

解説

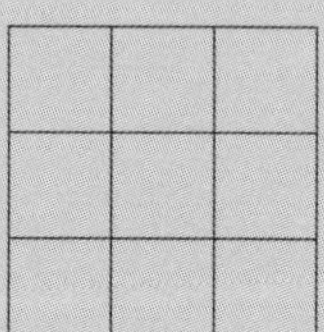

まず3×3のマス目を用意します。
小さいサイズなので頭の中で想像してもよいでしょう。

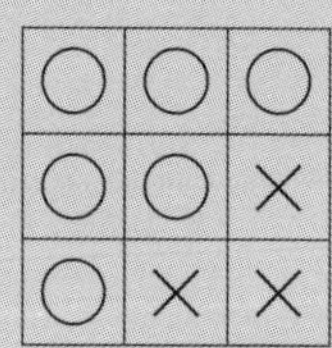

まず上から見た場合です。
奥行きの位置は考えず、
ブロックがある列には○、ない列には×を付けていきます。
これはDと同じ形です。

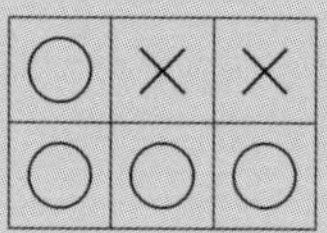

次に真横から見た場合です。
ブロックの高さは最大で2段なので、3×2のマス目で十分です。
これはBと同じ形です。

こころの回転のポイント

自由に大胆な発想で！
他人の立場になって
相手の心の動きを考えられるように。
垂直思考、水平思考も養われます。

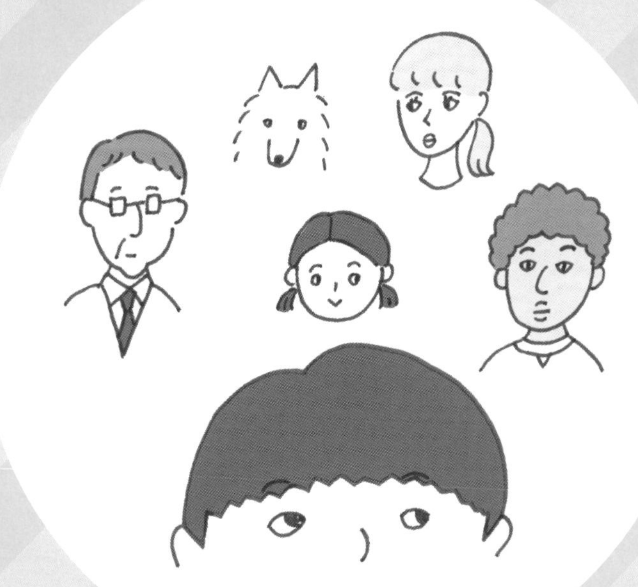

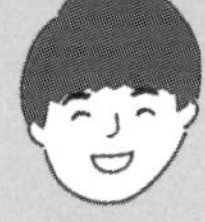

上から横から

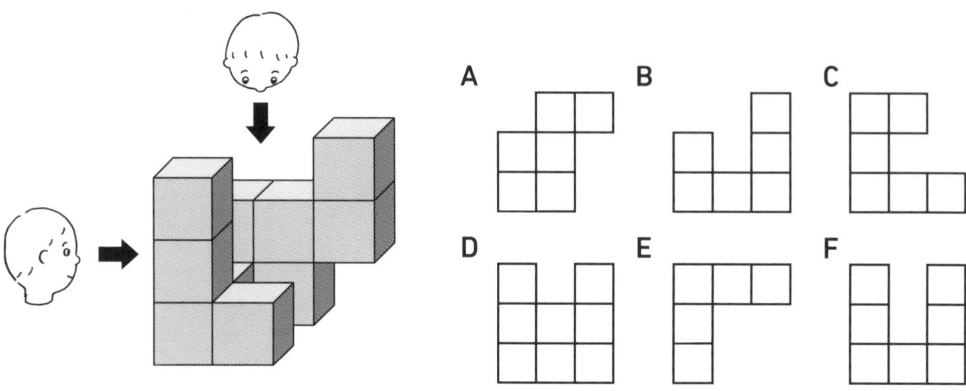

真上　真横

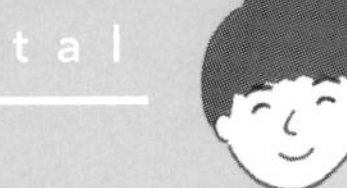
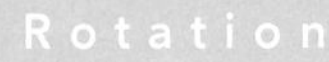

問題

上から横から

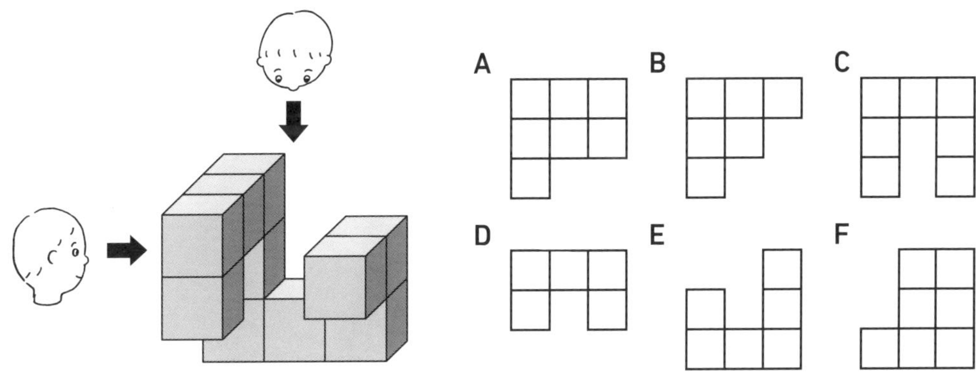

真上　真横

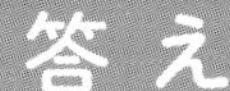

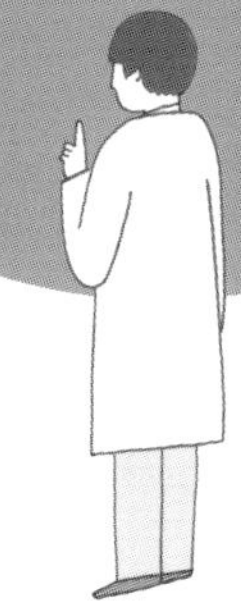

真上C 真横F

上から横から

解説

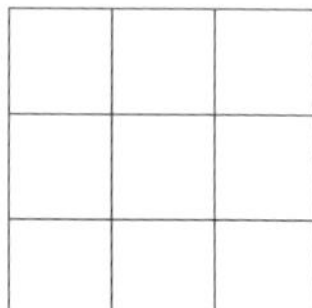

先ほどの問題と同じように、
マス目に○×を入れていきましょう。

まず上から見た場合です。奥行きの位置は考えず、
ブロックがある列には○、ない列には×を付けていきます。
これはCと同じ形です。

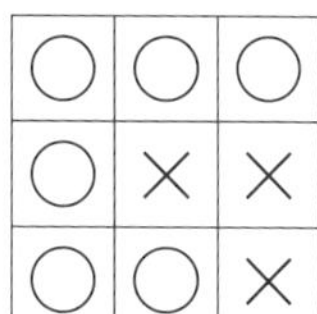

○	○	○
○	×	×
○	○	×

次に真横から見た場合です。
●の所は奥まったところにあるブロックですが、
真横から見れば見える位置にあります。
これを見逃さないように注意しましょう。
これはFと同じ形です。

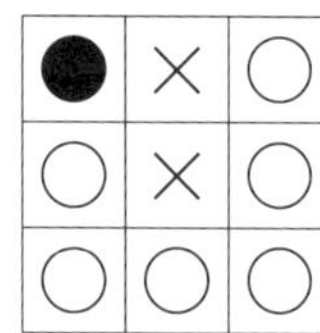

●	×	○
○	×	○
○	○	○

答え

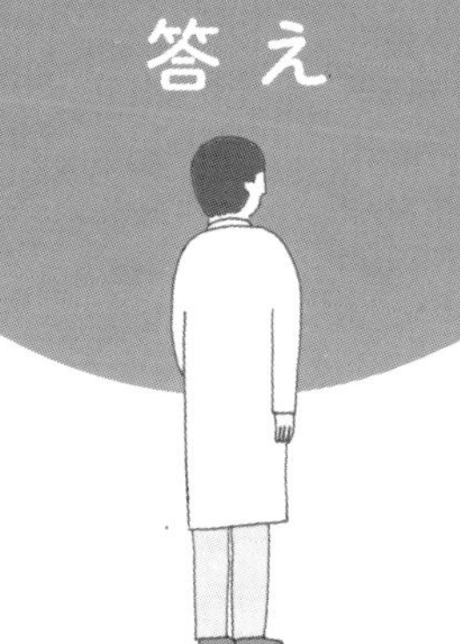

真上E　真横A

上から横から

解説

先ほどの問題と同じように、
マス目に○×を入れていきましょう。

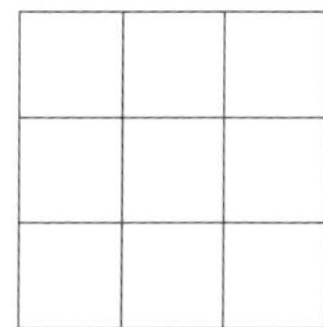

まず上から見た場合です。
これはEと同じ形です。

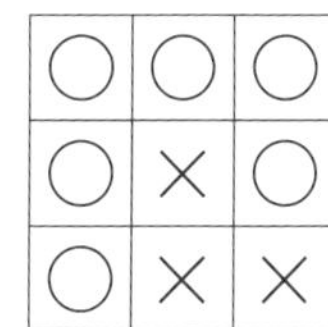

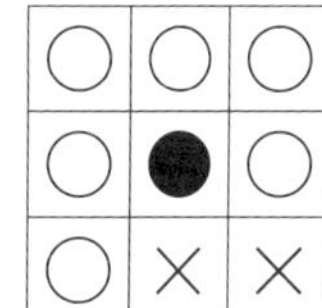

次に真横から見た場合です。
●の所は左から真横から見た時に、
くぼみの☆の位置から奥に見えるブロックです。
これがあることにより、Aのように見えます。

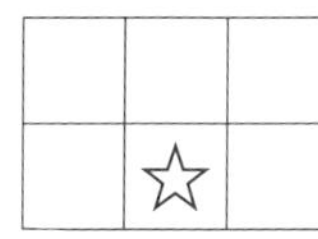

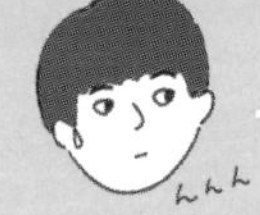

問題

すきま読み

例のように色のついた四角のピースをうまく線で囲み、白い所を見ると カタカナが浮き上がります。3つのカタカナでできる言葉は何でしょう? 囲む線を書かずに頭の中で想像して考えましょう。

「同じ大きさの四角で囲む。3つの四角の上下の位置はずれていない」

例

問題

「モ」ができます

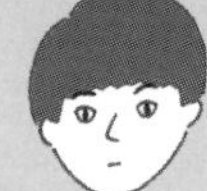

問題

展開図①

1つの立方体（キューブ）をいろいろな角度から見た図があります。
どの面にどのマークがあるか、展開図に記入してください。

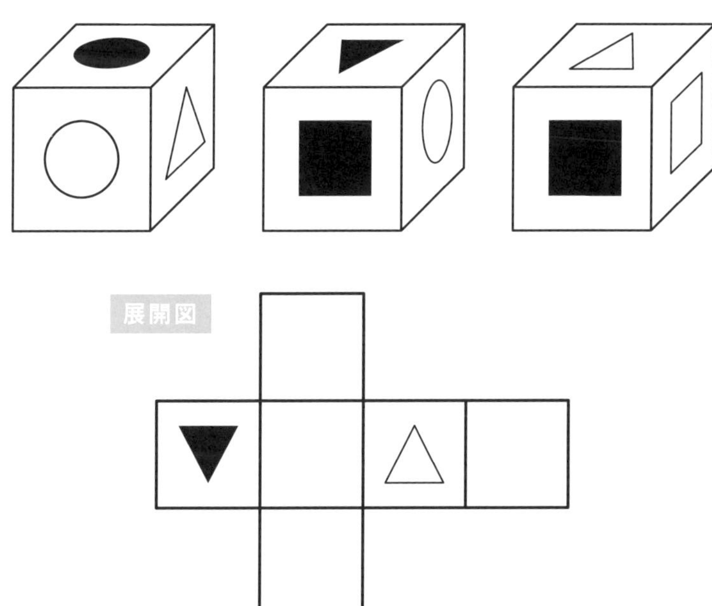

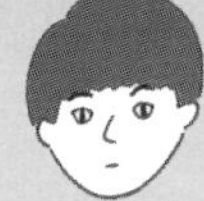

展開図②

1つの立方体（キューブ）をいろいろな角度から見た図があります。
どの面にどのマークがあるか、展開図に記入してください。

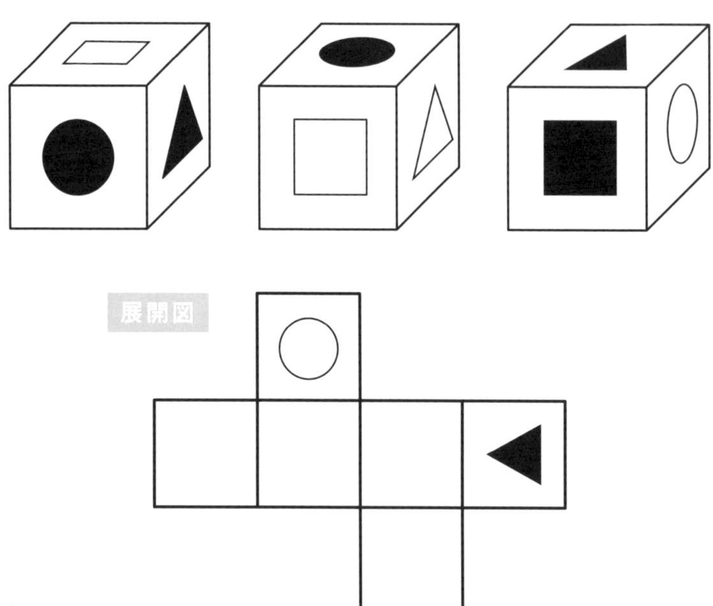

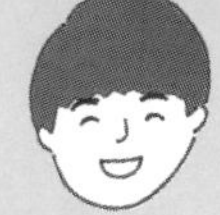

問題

動物観察

猫が左図のように並んでいます。
右にある図①～③は、ア～オのどの方向から見たものでしょう？
アは正面、イは後ろ、ウとエは左右、オは上から見ています。

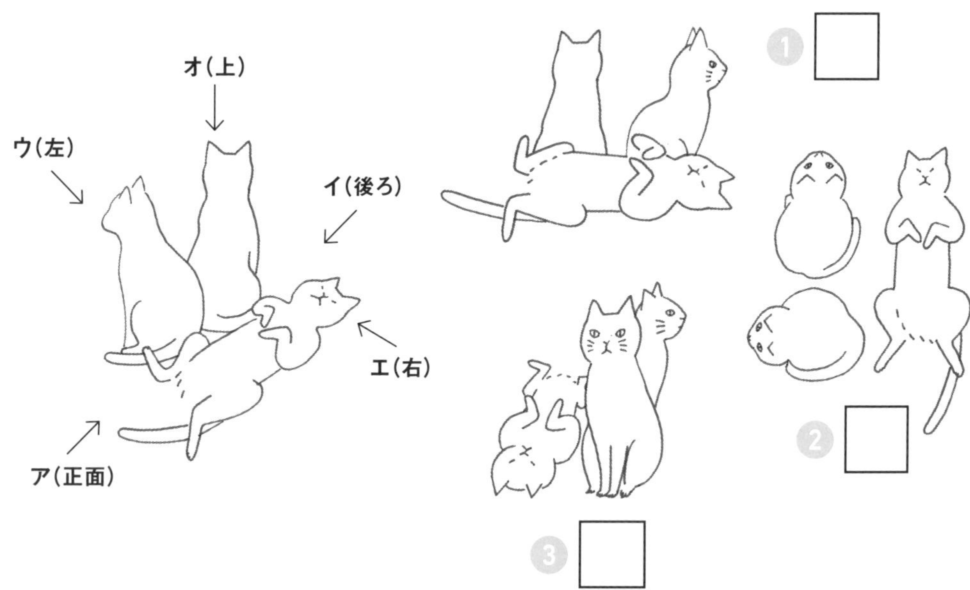

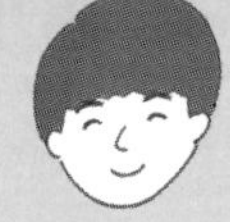

問題

ビルの密集地

いろいろな高さのビルが立ち並ぶ所を上から見た図です。
矢印の方向からまっすぐ見た時、正面に見えるビルの個数はいくつでしょう?
斜め方向に見えるビルは数えないものとします。
すべての四角に、見えるビルの個数を書き入れましょう。
いくつかの列は例として個数を書き入れてあります。

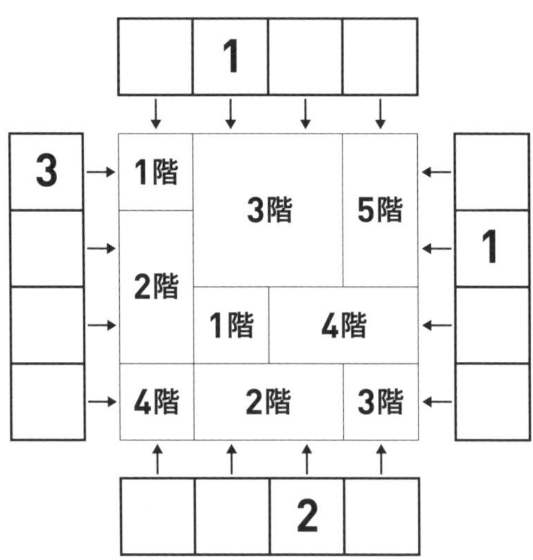

Mental 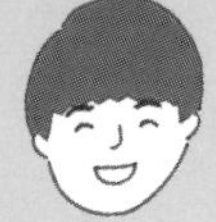 Rotation

問題

ドリル❻

ブロックのマーク

いろいろなマークが各面に書いてあるブロックを、
角度を変えて見ました。
？の所にはどんな形のマークがあるでしょう?

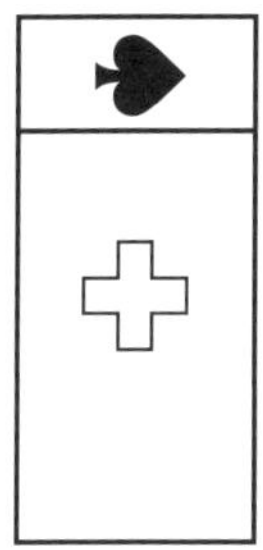
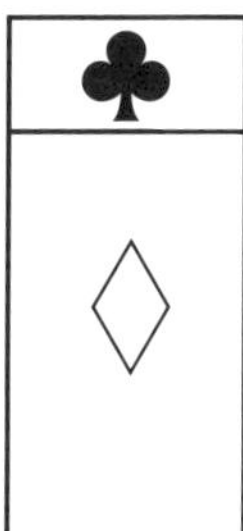
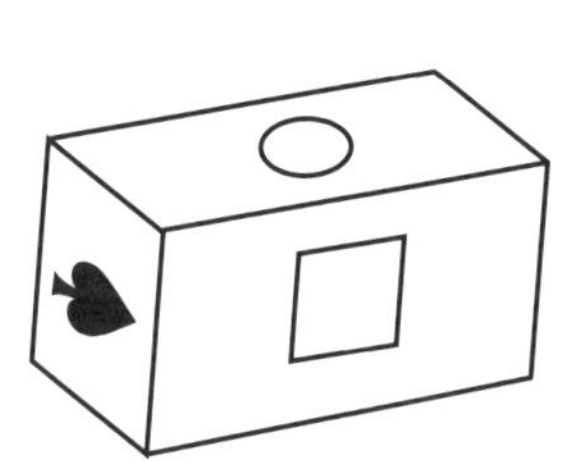
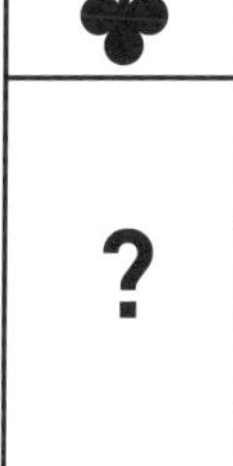

ア　イ　ウ　エ

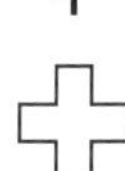
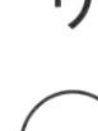

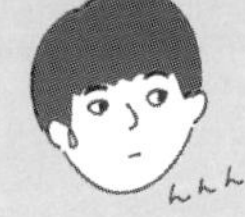

円柱配置

円柱がいくつか置かれている広場があります。
真横から見た時に下図のように見えるのは、
ア～エのどの方向でしょう?

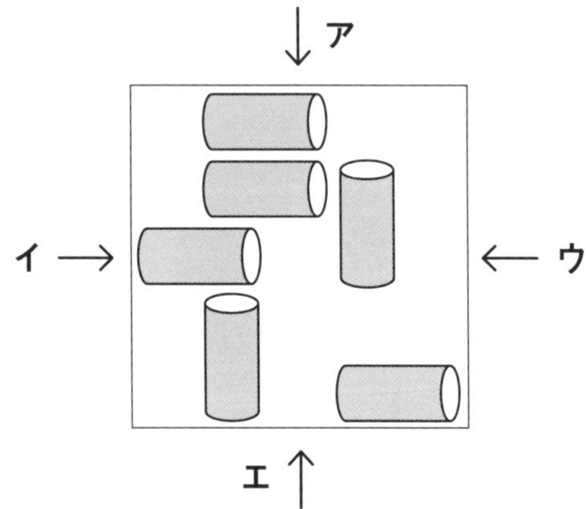

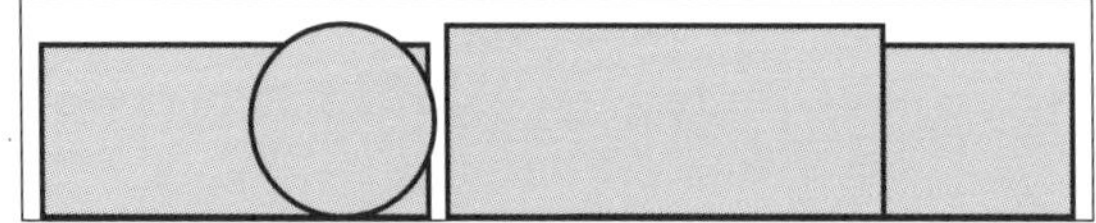

Mental 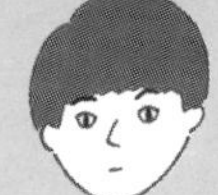 Rotation

問題

ドリル8

森の動物

森の動物たちの様子を表したイラストです。
このイラストを後ろから見た絵はどれでしょう?

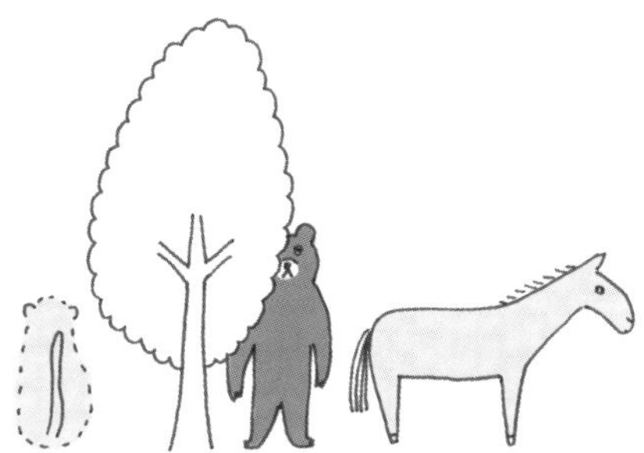

ア

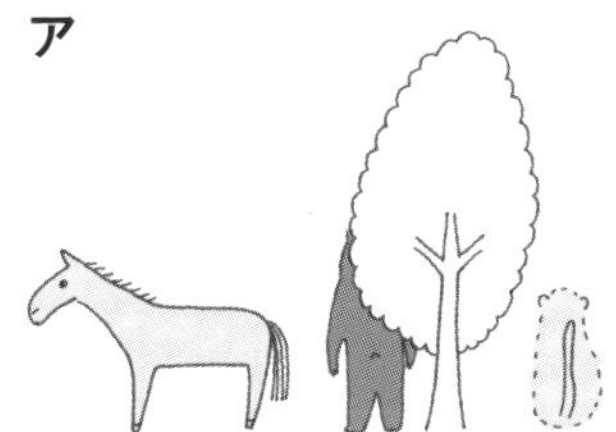

イ

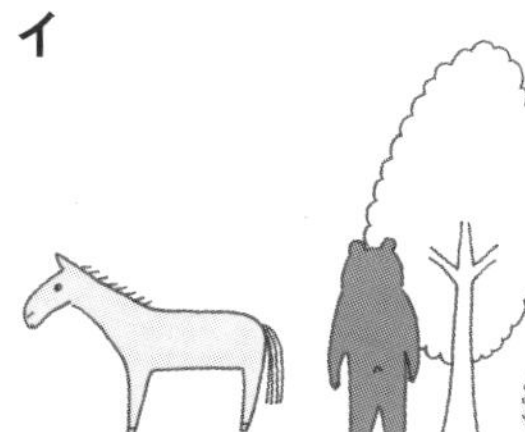

ウ

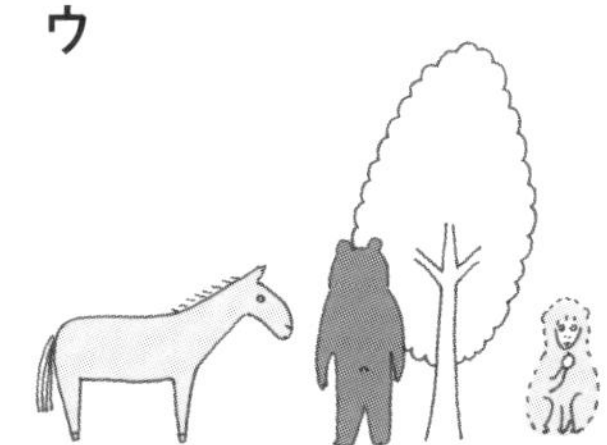

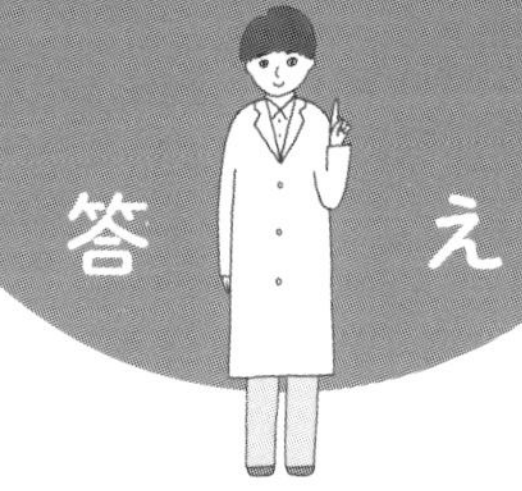

すきま読み

ヒトミ

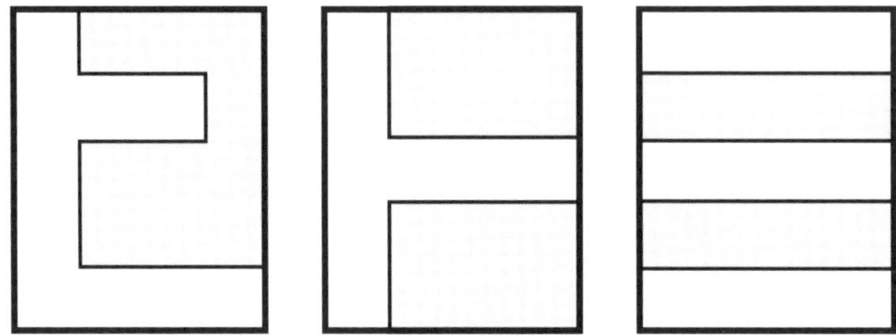

解説

色がついた所をじっくり見てしまうと、文字が想像しにくくなります。逆に白い所を集中して見るようにするとよいでしょう。3文字目は「ヨ」の可能性もありますが、ヨにすると「ヒ」と「ト」よりも横幅が広くなってしまうので不適です。

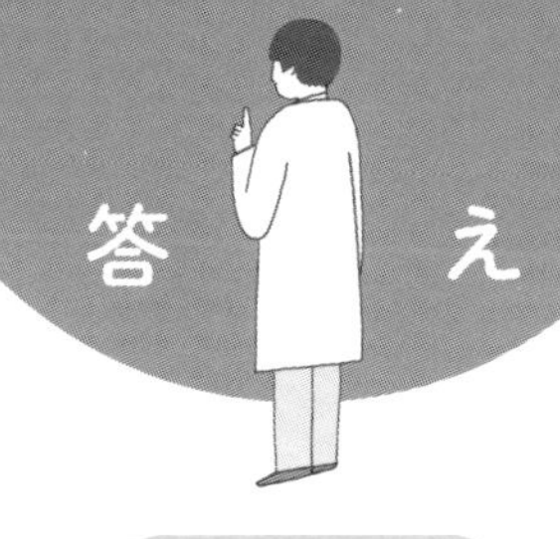

展開図①

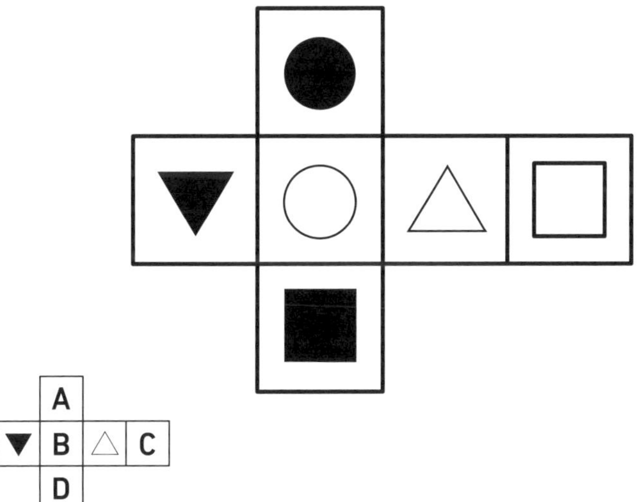

解説

丸と四角はどの方向から見ても同じ形なので、展開図に入れる丸と四角は向きを気にする必要はありません。左のキューブから、Bには白い丸が入ります。真ん中のキューブから、Dには黒い四角が入ります。Dの反対側の面はAで、この2つの面は隣り合いません。右のキューブを見ると、黒い四角と白い四角が隣り合っています。残るAとCのうち、黒い四角と隣り合える面はCです。Cに白い四角、残ったAに黒い丸が入ります。

展開図②

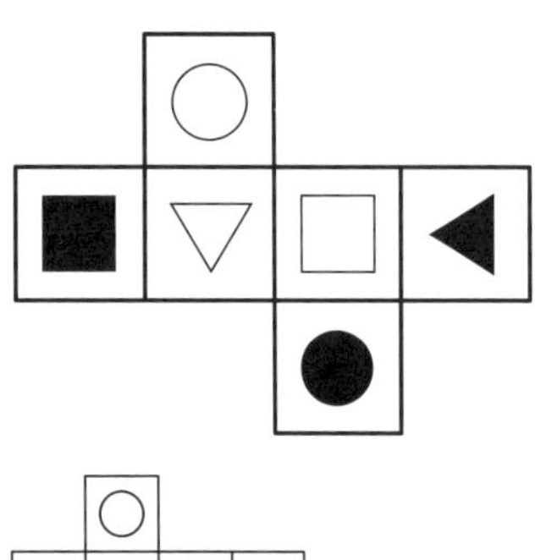

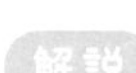

解説

左のキューブには黒い三角の頂点が指す方向に白い四角があるので、Cに白い四角が入ります。さらにDに黒い丸が入るともわかります。右のキューブには黒い三角の底辺の下に黒い四角があるので、Aに黒い四角が入ります。残るBには残った白い三角が入りますが、その向きを考えます。真ん中のキューブを見ると、白い三角の頂点は黒い丸を指しています。黒い丸を指すようにするには、白い三角は下向きに入れればよいです。

動物観察

①エ

②オ

③イ

解説

寝ている猫を基準に考えるとわかりやすいです。①は寝ている猫が一番手前にいます。これは選択肢の中ではエの向きです。②は寝ている猫の形や他の2匹の形から、オの向きだとわかります。③は寝ている猫の頭が手前に来ています。これはイの向きです。

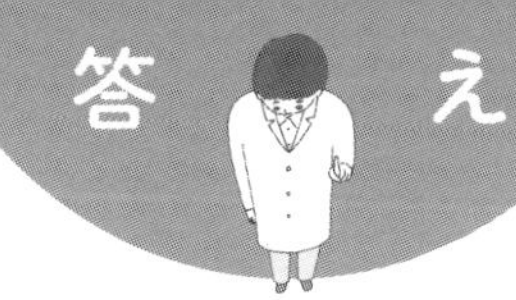

ドリル5

ビルの密集地

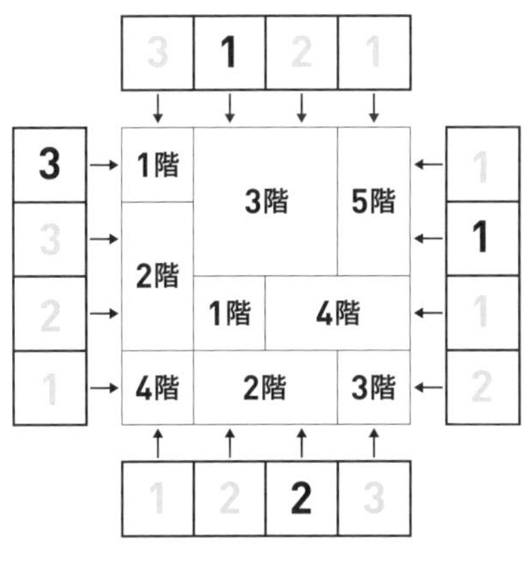

解説

問題では階数を表す数字しか書いてませんが、頭の中で高さのある立体的なビル街の風景を想像すると間違いが少ないでしょう。盤面の中央にある1階のビルは、どの方向からも他のビルに隠れて見ることができません。なのでこの1階のビルは無視してもかまいません。あとは各列において一番高いビルがどこにあるかを意識すれば正しく解くことは難しくありません。どのビルが見えるかだけではなく、どのビルが隠れるかを考えるのも一つの手です。

ドリル6

ブロックのマーク

エ

解説

4つの図のうち3つは2つの面しか見えていませんが、大事なのが面の大きさです。図から、使うブロックは縦長の四角柱だとわかります。そして小さい面が2つ、細長い面が4つあることもわかります。小さい面には黒いスペードとクラブ（※クローバーのマークの正式名称はクラブです）が書いてあります。小さい面は2つしかないので、黒いマークは小さい面、白いマークは細長い面にあるとわかります。次に重要なのが、スペードとクラブの向きです。一番左と左から3番目の図から、十字のマークは四角のマークの隣にあり、残った1面がダイヤのマークです。左から2番目と一番右の図から、？に入るのはダイヤの対面にあるマークだとわかります。先ほど四角の対面がダイヤだとわかったので、正解はエです。

答え

円柱配置

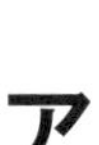

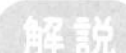

平面図では丸が1つだけ見えます。つまり円柱が1本だけこちらを向いている方向が正解です。アとエはこちらを向く円柱が1本だけですが、イは3本、ウは2本の円柱がこちらを向いています。正解はアかエのどちらかですが、エの場合一番手前の右端にある円柱の見え方が平面図とは異なりますのでこれは正解ではありません。残ったアが正解です。

森の動物

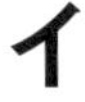

解説

動物の位置だけではなく、動物の向きも大事です。ウは馬が熊の方を向いているので正しくありません。アは猿が後ろを向いているので正しくありません。よって正解はイになります。

1. 2つの物体を机上に並べて様々な方向から眺める

2. 眼前の建物を反対から眺めたら見えるかを想像する

3. 謎かけやトンチ問題を考える

4. 「もし……ならば」という設定で日常を見つめてみる

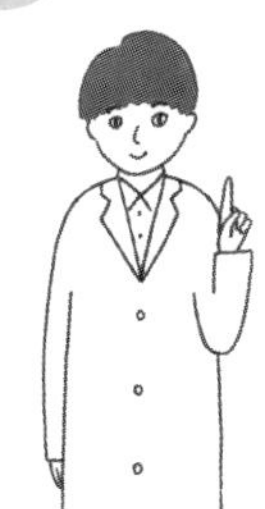

おわりに

ずばり『メンタルローテーション』と題した本を出したのが2019年。同書はこれまでの拙著とすっかり趣が異なるせいか、一部に「もっと脳研究者による脳の解説が聞きたかった」と反応もありましたが、その一方で「メンタルローテーションのクイズが楽しい」という声もたくさんいただきました。おそらく読者が多彩になり、それぞれに見合ったニーズが出てきたのだと感じました。そこで今回は後者のリクエストに答えるべく、クイズに特化した「ドリル版」を用意することにしました。前書に掲載されたクイズに加え、本書には新たな問題も追加されています。どれもが心の中で図形をクルクルと回転させるメンタルローテーションを基盤とするクイズです。

私が尊敬する知人がいます。非常に賢明な人で、彼女のＩＱは１５０近くあるそうです。彼女の平素の言動を見ていれば、このＩＱは納得できる数字です。その彼女が「賢い人とそうでない人は簡単に見分けられますよ」と教えてくれました。「頭のよい人は地図を見るときにいちいち回転させませんよね」と。つい地図をクルクルと回してしまう私は、これまた妙に納得してしまいました。そして意を決するのです。「よし！　メンタルローテーションを鍛えてやろう」と――。

頭の中で物体を徐々に回転させる

私たちヒトがメンタルローテーションの能力を持っていることは、古くから知られていましたが、学術的な対象として注目を集めるようになったのは、スタンフォード大学の心理学者、シェーファー博士とメッツラー博士が１９７１年に発表した論文からです。

論文では、図１Ａに示したような抽象的なブロック図形のペアを人々に見せ、２つが同じ物体かどうかを判断させています。図１のケースでは２つは同一物体ですが、問題によっては鏡に映ったように逆になっているペアもあり、頭の中で物体を回転させてみなければ、ぴったり一致するかはわかりません。

博士らは、２つの物体の角度の差を０度から１８０度まで様々に変えて出題し、実験参加者が答えるのにどのくらいの時間を要するかを計測しました。実験結果をプロットしたものが図１Ｂです。

このグラフから角度の差が大きくなるほど解

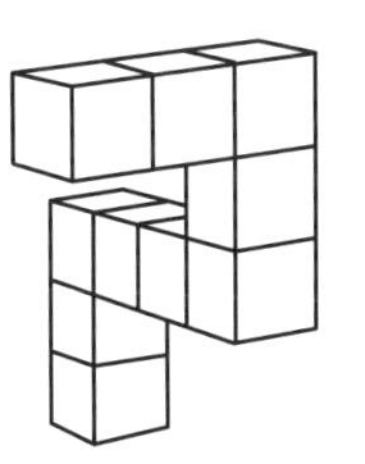

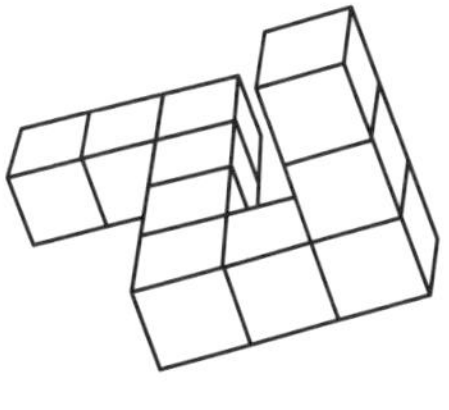

図1A　2つの立体図形は同一か?

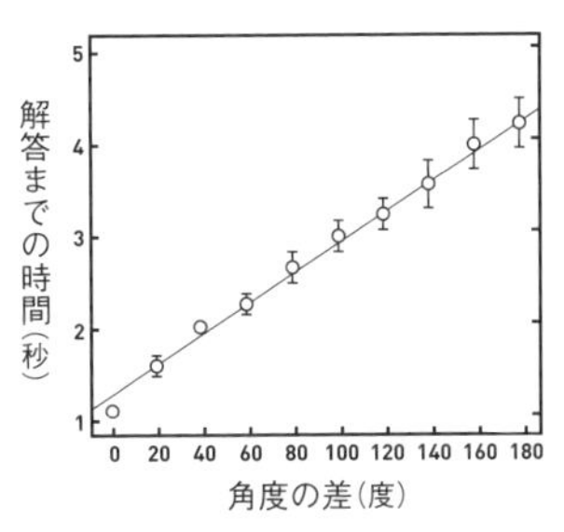

図1B　回転角度が大きいと回答が遅くなる

答までに時間がかかることがわかります。これは直感的に得心のゆく結果でしょう。差が大きくなれば、それだけ判断が難しくなるのは当然のことです。

しかし、このデータが意外だったのは、角度差と解答に要する時間がほぼ直線の比例関係にあったことです。

メリーゴーランドのように一定の速度で回転すれば、角度差と解答時間が直線関係になることが想定されます。現に直線関係の実験結果が得られたということは、私たちは「頭の中で物体を徐々に回転させることで一致するかどうかを確かめている」ことが伺えます。

これこそが「メンタルローテーション（心的回転）」と呼ばれる理由です。この用語をよくよく眺めれば、本来ならば馴染みの悪い「心的（＝精神）」と「回転（＝物理）」という2つの単語が合体されています。

「心」と「物」は、あたかも水と油のように、相容れない対極的事象だと考えられています。しかし**図1B**の実験結果を見れば、メンタルローテーションは決して奇をてらった造語ではなく、科学的にも腑に落ちるものです。

メンタルローテーションの応用1　仮想的な身体運動

メンタルローテーションを実行するためには2つの方法が考えられます。

❶物体を回転させて見たい側面をこちらに向けて眺める

❷自分の視点を見たい側面が見える位置へと移動させる

要するに、❶相手を動かすか、❷自分が動くかです。脳はどちらを採用しているでしょうか。

シンプルな実験で確かめられます。たとえば、顔を真正面に向けたまま、自分の体を左右にひねって、メンタルローテーションを行ってみましょう。顔と体の向きが一致していないと解答時間が延びます。首を左右にひねるだけで認識速度が異なるという事実から、❷が正しいことがわかります。

なぜなら、❶の方法では、自分自身は移動せずに、相手を移動させているだけですから、体がどの方角を向いていても解答時間は変わらないはずだからです。いま目に見えているものだけが必要な情報ですから、顔の方向で解答時間が変わるはずがありません。一方、❷では、自分自身が空間移動して別の側面から眺める必要があります。（頭の中ではありますが）身体移動を伴いますから、体の向きが影響を与えることになります。

つまり、メンタルローテーションは、頭の中で物体をクルりと回転させるお手軽なイメージ操作ではなく、わざわざ自分が物体の周りを巡って、別の角度から眺める仮想的な身体運動なのです。「自己中心的」ではなく、「対象中心的」な行為です。

たとえば、優れたサッカー選手は視覚空間認知の能力が高く、高度な認識機能を発揮します。キラーパスを出すとき、あたかも上空からフィールドを見下ろすような視点から、他の選手の位置関係を把握することができます。自分の立っている位置からフィールドを眺めるのでなく、身体という物理的実体を離れ、外部に視点を移動させて、鳥瞰的に現状を把握します。他のスポーツでも同様で、優れたアスリートたちは、自分の目線を自分の身体から外部に置くことができるといいます。

これはずばりメンタルローテーションの賜物です。視点を自在に仮想移動させているからです。実際、サッカー選手や体操選手は一般にメンタルローテーションの能力が高く、また優れた選手ほどメンタルローテーションの成績もよいことがわかっています。視点移動がうまいほど、自分の身体の状況や、仲間の選手や対戦相手の様子がよく見え、戦況を客観的に把握できるのでしょう。

こうした視点移動はスポーツだけに限りません。いわゆる「立体思考」の基盤にもなっています。立体思考は「垂直思考」と「水平思考」に大別されます。

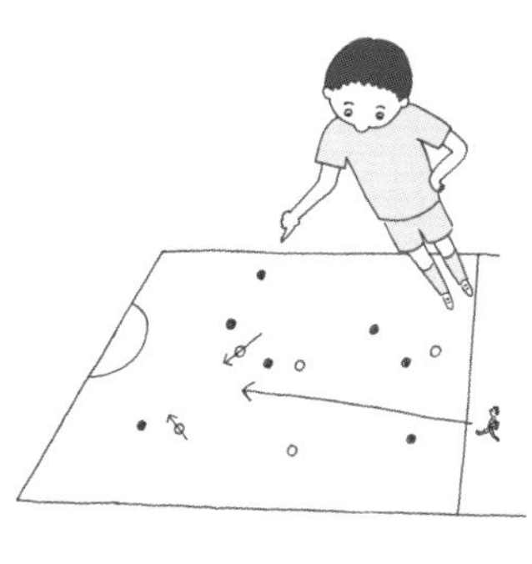

まるで幽体離脱!?
鳥瞰的に状況を把握できる能力

メンタルローテーションの応用2
「垂直思考」と「水平思考」

垂直思考は、一つの問題を徹底的に深く掘り下げて考えてゆく能力です。ある事象に対して考察を深めて一定の理解が得られたら、「その先に潜む原理は」と一層深い段階を問うてゆきます。ステップを踏んで段階的に進んでゆく論理的な思考、これが垂直思考です。ここでは奥へ奥へと視点を移動させるプロセスが存在します。一つの理解を楔（くさび）として、そこを新たな視点として、さらにその先を見通すようにして、思索の射程距離を一歩一歩伸ばしてゆくわけです。

水平思考もやはり視点が動きますが、垂直思考とは異なり、論理的な展開はそれほど重視されません。むしろ、同じ現象を様々な角度から眺めたり、別々の問題に共通項を見出したり、手持ちの手段を発展的に応用する能力が重要です。垂直思考が緻密な「詰め将棋」だとすれば、水平思考は自由で大胆な発想によって問題解決を図る「謎解き探偵」です。ここでは、一見難しそうな問題に対して見方を変えることで再解釈する柔軟性や、過去に得た経験を自在に転用する機転が問われます。つまり、推理力や応用力や創造力を生み出す発想力が水平思考です。

垂直思考と水平思考には「視点の移動」という共通項があります。つまり、

垂直思考

緻密な「詰め将棋」のように、
奥へ奥へと視点を移動させる

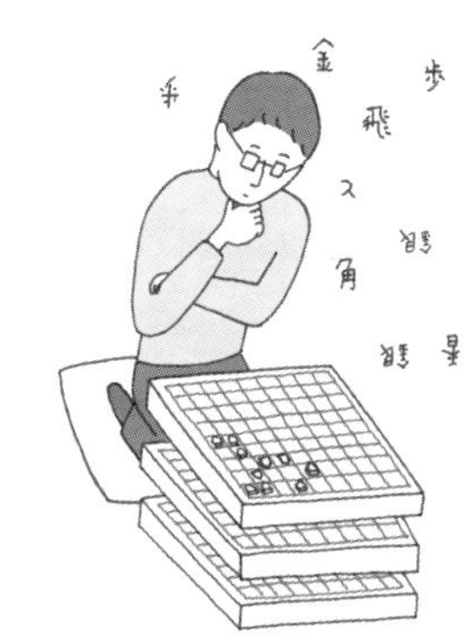

水平思考

自由で大胆な発想をもつ
「探偵」のように、
様々な角度から問題を解く

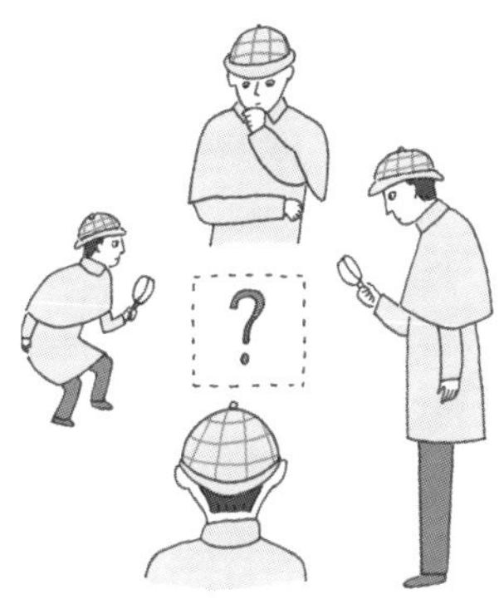

どちらもメンタルローテーションから派生した能力です。実際、メンタルローテーションの能力は、論理力や算術力や問題解決力とよく相関します。意外なところでは、ユーモアを理解することにも関わります。ユーモアは話題の時空フレームを柔軟に変えること、つまり視点の移動が伴わなければ理解できません。結局のところ、広く世間でいわれる「頭のよさ」や「知恵」は、いわばメンタルローテーションが源泉となっているとも言えます。

視点を変更し、自分を客観的に見る

メンタルローテーションは、その人の「頭のよさ」だけでなく、社会的な「人間関係」にも重要です。他人の視点に立って考えることも、メンタルローテーションの応用例の一つだからです。

メンタルローテーションは、自分を固定して対象を回転させるイメージ操作でなく、対象を固定して自分自身が巡る運動であることは、すでに述べました。ここで言う「対象」とは、何も物体である必要はありません。他人でもよいわけです。

実際、メンタルローテーションは、相手がものごとをどう捉え、どうした行動を取るかを、他人の立場になって相手の心の動きを考える能力を生み出します。この能力が進化すれば、気遣いや共感にも発展します。

さらに重要なことに、そうした他者の心理分析の視線を、あえて自分自身に向けることで、自分の特性を客観的に分析する能力につながります。自分を冷静に眺める能力は、「私の長所はこれだ」と気づく自己評価力や、「私の短所はこれだ」と反省する自己修復力を促します。自分の姿を正しく捉えることができてこそ、よりよく成長できるものです。

自分の状態を知るということは、言ってみれば、自分を客観的に見るということ。自分自身を外部へと移動させて、他者の視点から自分を眺めるという「身体運動」です。メンタルローテーションとは、いわば視点を変更する能力のことですが、この能力を応用すれば、自分自身に眼差しを注ぎ、さまざまな観点から自己点検することができます。

いろいろと書いてきましたが、私が言いたいことは一つだけ。「メンタルローテーションを鍛えることとの見返りは大きいですよ」ということです。そんな「ごほうび」を意識しながら、メンタルローテーションのクイズを楽しんでいただけましたら幸いです。

最後になりましたが、編集を担当してくださった山口洋子さん、クイズを作成してくださった今井洋輔さん、イラストを描いてくださった祖父江ヒロコさん、そのほか本書に携わってくださった多くの皆様に御礼申し上げます。そして何より、日頃から私の活動を身近で支えてくれる家族に心から感謝します。

著者紹介

池谷裕二（いけがや ゆうじ）

1970年 静岡県藤枝市生まれ。薬学博士。東京大学薬学部教授。
2002〜2005年にコロンビア大学（米ニューヨーク）に留学をはさみ、2014年より現職。
専門分野は神経生理学で、脳の健康について探究している 。また、2018年よりERATO脳AI融合プロジェクトの代表を務め、AIチップの脳移植によって新たな知能の開拓を目指している。文部科学大臣表彰 若手科学者賞（2008年）、日本学術振興会賞（2013年）、日本学士院学術奨励賞（2013年）などを受賞。
また、老若男女を問わず、これまで脳に関心のなかった一般の人に向けてわかりやすく解説し、脳の最先端の知見を社会に有意義に還元することにも尽力している。
主な著書は、『海馬』（糸井重里氏との共著 朝日出版社／新潮文庫）、『進化しすぎた脳』（朝日出版社／講談社ブルーバックス）、『ゆらぐ脳』（木村俊介氏との共著 文藝春秋）、『脳はなにかと言い訳する』（祥伝社／新潮文庫）、『のうだま』『のうだま2』（上大岡トメ氏との共著 幻冬舎）、『単純な脳、複雑な「私」』（朝日出版社）、『脳には妙なクセがある』（扶桑社新書／新潮文庫）、『脳はみんな病んでいる』（中村うさぎ氏との共著 新潮社）、『メンタルローテーション』（扶桑社）など。

ドリル製作

今井洋輔（いまい ようすけ）

パズル作家。1978年、新潟県生まれ。難解ナンプレの製作を得意ジャンルとし、謎ときイベントなど多方面で活躍。著書に『攻略! 難解ナンプレ』など。

ブックデザイン／鳴田小夜子（坂川事務所）
イラスト／祖父江ヒロコ
図版制作／株式会社 Office SASAI
校正／創作工房
編集／山口洋子（扶桑社）

回転させるだけで脳が覚醒するドリル

発行日　2021年2月11日　初版第1刷発行

著者　池谷裕二
発行者　久保田榮一
発行所　株式会社 扶桑社
〒105-8070　東京都港区芝浦1-1-1　浜松町ビルディング
電話　03-6368-8870（編集）　03-6368-8891（郵便室）
www.fusosha.co.jp
DTP制作　株式会社 Office SASAI
印刷・製本　中央精版印刷 株式会社

定価はカバーに表示してあります。

　ISBN978-4-594-08667-1